臨床麻酔実践シリーズ 7

編集：日本臨床麻酔学会
坂本篤裕　村川雅洋

麻酔科医に必要な気道確保のポイントと教育

ライフメディコム

麻酔科医に必要な気道確保のポイントと教育

■序文

　気道を安全に確保することは麻酔科医に必須の使命であり，近年，欧米および本邦の学会においてdifficult airway management(DAM)ガイドラインが策定または検討されてきた．麻酔科医に求められる知識および手技は確実に増加し，日本臨床麻酔学会でもワークショップやハンズオンセミナー等を毎年開催して，その教育に貢献してきた．この度，麻酔科診療の安全性向上と教育システムのさらなる進歩を目指して，日本臨床麻酔学会認定の教育インストラクター制度が設けられた．そこで，本特集はインストラクター制度に向けた簡潔な教科書として，気道確保を学ぶ上での必須のポイントと基本手技・器具，実施に伴う安全対策，さらには環境整備を含めた教育を中心にまとめることを目的に企画した．

　執筆者は日本医学シミュレーション学会DAM世話人会や日本麻酔科学会気道確保ガイドライン策定メンバー等，早くから気道管理に精通し，日本臨床麻酔学会においてインストラクターとして活躍されてきた先生方であるので，従来の教科書とは異なり，それぞれの得意分野を簡潔かつ明瞭に，教育を中心としたポイントを示されている．

　本企画の基となる気道確保ガイドラインにおける問題点として，それぞれの施設，地域によっての考え方，求めるものが異なること，また，ガイドライン自体の運用に伴う種々の懸念事項も検討されていることから，本邦においては策定までに長期間を要している．本企画は，教育現場，臨床現場におけるそれらの問題点等も考慮しつつ，麻酔科医の教育に必須な項目を網羅し，理解しやすい内容となっている．また，本来ベッドサイド基本手技の習得として長時間を要して熟達する種々の技能をいかに効率よく教えるかも十分検討されたものと確信している．

　新たに気道確保・管理，DAMを習得しようとする麻酔科医あるいは教育を始める麻酔科医のみならず，多くの医療従事者が本企画の目的を理解し，その精髄を感得することによって，周術期医療・急性期医療の発展に役立つことを願う．

　　　　　平成26年10月　　日本臨床麻酔学会臨床麻酔教育委員会委員長　坂本　篤裕
　　　　　　　　　　　　　日本臨床麻酔学会誌編集刊行委員会委員長　　村川　雅洋

CONTENTS

「序文」……………………………………………………………………… 3
　　　　　　　　　　　　　　　　　　　　坂本篤裕／村川雅洋

第1章　気道の確保と挿管困難症

1 気道確保に必要な解剖………………………………萩平　哲…… 10
　はじめに／Ⅰ．声門までの上気道／Ⅱ．喉頭の視認にかかわる解剖／Ⅲ．上気道などの病変と気道確保／まとめ

2 挿管困難症……………………………………………小澤章子…… 18
　Ⅰ．定義／Ⅱ．疫学／Ⅲ．原因・発生機序／Ⅳ．分類／Ⅴ．挿管困難時の注意点／おわりに

第2章　DAMガイドライン

1 欧米におけるガイドライン…………………………上農喜朗…… 30
　はじめに／Ⅰ．米国麻酔科学会：困難気道管理に関する診療ガイドライン／Ⅱ．英国Difficult Airway Societyガイドライン／Ⅲ．カナダ気道管理フォーカスグループの推奨／Ⅳ．Airway Approach Algorithm／Ⅴ．欧米のガイドラインの対比と批判／まとめ

2 気道管理アルゴリズムと
　ノンテクニカル・スキルの重要性…………………黒岩政之…… 39
　はじめに／Ⅰ．アルゴリズムに求められるもの／Ⅱ．アルゴリズムの活用法〜シナリオトレーニング〜／Ⅲ．ノンテクニカル・スキルとチームSTEPPS／おわりに

第3章　麻酔と気道確保

1. 術前気道評価と麻酔法の選択……………………………中川雅史……52
   はじめに／Ⅰ．術前気道評価／Ⅱ．誤嚥のリスク評価／Ⅲ．無呼吸耐性時間／Ⅳ．麻酔法の選択／おわりに

2. 麻酔導入後の気道確保……………………………………五十嵐 寛……60
   はじめに／Ⅰ．すべての基本はBVM換気／Ⅱ．BVM換気困難の原因／Ⅲ．麻酔導入後BVM換気困難対策の流れ／Ⅳ．気道確保困難対策は，病院の医療安全対策の一つ

3. 麻酔中の換気状態の評価…………………………………中沢弘一……67
   はじめに／Ⅰ．換気メカニクスの評価／Ⅱ．PCV施行時のグラフィックモニター／おわりに

4. 麻酔覚醒時の戦略…………………………………………上嶋浩順ほか……77
   はじめに／Ⅰ．麻酔からの覚醒とは／Ⅱ．麻酔薬と覚醒時の麻酔管理／Ⅲ．抜管の基本―覚醒戦略はここがポイント―／Ⅳ．抜管後から退室時の管理／Ⅴ．特殊な症例の抜管方法／Ⅵ．再挿管の基準／Ⅶ．退室から病室まで

5. フェイスマスク換気………………………………………小林孝史ほか……85
   はじめに／Ⅰ．フェイスマスクの種類／Ⅱ．脱窒素／Ⅲ．保持の方法／Ⅳ．両手保持によるマスク換気／Ⅴ．エアウェイによる気道確保／Ⅵ．気道管理ガイドラインに基づくマスク換気／Ⅶ．気道内圧／Ⅷ．特殊な姿勢でのマスク換気(側臥位・腹臥位)／Ⅸ．BVMによるマスク換気／Ⅹ．BVMの構造

6　ビデオ喉頭鏡 ………………………………………倉橋清泰 …… 94
　　はじめに／Ⅰ．喉頭鏡の開発の流れ／Ⅱ．ビデオ喉頭鏡の種類／
　　Ⅲ．ビデオ喉頭鏡の特徴（優位性）／Ⅳ．ビデオ喉頭鏡の問題点／
　　Ⅴ．挿管困難症におけるビデオ喉頭鏡の位置づけ／まとめ

7　気管支ファイバースコープ ………………………青山和義ほか … 101
　　Ⅰ．はじめに：周術期の気道管理における気管支ファイバースコー
　　プの役割／Ⅱ．気管支ファイバースコープを用いた気管挿管／
　　Ⅲ．ファイバー挿管の適応／Ⅳ．ファイバー挿管の分類／Ⅴ．ファ
　　イバー挿管の経路／Ⅵ．必要器具，スコープ操作，準備／Ⅶ．手技，
　　手順／Ⅷ．問題点とその解決／Ⅸ．トレーニング，今後の展望

第4章　緊急気道確保：器具と外科的処置

1　エアウェイ・声門上器具 …………………………浅井　隆 … 114
　　はじめに／Ⅰ．換気困難の原因／Ⅱ．エアウェイ／Ⅲ．声門上器
　　具／結語

2　輪状甲状膜穿刺（切開）……………………………野村岳志 … 121
　　はじめに／Ⅰ．輪状甲状膜の解剖／Ⅱ．緊急輪状甲状膜切開の適応
　　と生理学／Ⅲ．緊急輪状甲状膜切開の禁忌および合併症／Ⅳ．緊急
　　輪状甲状膜穿刺・切開施行時の心構え／Ⅴ．緊急輪状甲状膜穿刺・
　　切開の種類／Ⅵ．シミュレータによる練習／おわりに

3　気管切開···松島久雄···133
　　はじめに／Ⅰ．適応／Ⅱ．気管切開の特徴／Ⅲ．気管切開の手順／
　　Ⅳ．気管切開の合併症／おわりに

第5章　DAMの教育とインストラクター制度

1　安全な気道管理に必要な環境整備·····················車　武丸···142
　　はじめに／Ⅰ．術前気道評価／Ⅱ．マスク換気を最適化する環境整
　　備／Ⅲ．声門上器具使用を最適化するための環境整備／Ⅳ．気管挿
　　管を最適化するための環境整備／Ⅴ．外科的気道確保を最適化す
　　るための環境整備／Ⅵ．体外循環による酸素化を最適化するための環
　　境整備／おわりに

2　DAM教育とインストラクター制度·······················水本一弘···150
　　はじめに／Ⅰ．シミュレーション・トレーニング／Ⅱ．シミュレー
　　ション・トレーニングの目的／Ⅲ．シミュレーション・トレーニン
　　グの課題／Ⅳ．代表的なDAM教育プログラム／Ⅴ．インストラク
　　ター制度／おわりに

索引···156

●執筆者一覧 (執筆順)

萩平　哲（大阪大学大学院医学系研究科麻酔・集中治療医学）

小澤章子（国立病院機構静岡医療センター麻酔科・集中治療部）

上農喜朗（紀南病院麻酔科）

黒岩政之（北里大学医学部麻酔科学）

中川雅史（紀南病院麻酔科）

五十嵐寛（浜松医科大学医学部臨床医学教育学講座）

中沢弘一（東京医科歯科大学医学部附属病院集中治療部）

上嶋浩順（埼玉医科大学国際医療センター麻酔科）

磨田　裕（埼玉医科大学国際医療センター麻酔科）

小林孝史（大崎市民病院麻酔科）

本田　泉（大崎市民病院麻酔科）

倉橋清泰（横浜市立大学大学院医学研究科生体制御・麻酔科学）

青山和義（製鉄記念八幡病院麻酔科）

竹中伊知郎（製鉄記念八幡病院麻酔科）

浅井　隆（獨協医科大学越谷病院麻酔科）

野村岳志（湘南鎌倉総合病院麻酔科・集中治療部）

松島久雄（獨協医科大学救急医学）

車　武丸（済生会松阪総合病院麻酔科）

水本一弘（和歌山県立医科大学医療安全推進部・麻酔科）

(敬称略　執筆順)

麻酔科医に必要な気道確保のポイントと教育

第1章

気道の確保と挿管困難症

第1章 気道の確保と挿管困難症

1 気道確保に必要な解剖

大阪大学大学院医学系研究科麻酔・集中治療医学
萩平　哲

> 気道の解剖を熟知することは気道確保の基本である．換気メカニクスの観点からすれば，どの部位が狭窄・閉塞するのかを物理的に考えることが重要である．舌根沈下による咽頭スペースの消失や，喉頭の機能的もしくは器質的原因による狭窄や閉塞が問題となる．重要なポイントは，気道の狭窄や閉塞が生じてもこれをなんらかの方法で開存させ空気の通路を作ることができればマスクなどによる用手換気は可能となり，危機的状況にはならないということである．また，上気道の種々の病的状態に関しても熟知しておくことは気管支ファイバースコープなどの特殊器具を用いた挿管の場合にも重要である．

はじめに

　気道確保は麻酔科医にとって最もプリミティブな手技である．基本的な気道確保の方法は気管挿管であり，通常の状況では気管挿管は比較的容易な手技であるが，時として非常に困難な場合もある．重要なことは，気管挿管ができない場合でも用手換気が維持できれば患者の生命に危険が及ぶ心配はないということである．いかにして気道の連続性を確保するかが最も重要である．なお，現在では気管挿管ができない場合の次善の策としてラリンジアルマスクをはじめとした声門上器具を用いる方法が推奨されている．本稿では気管挿管に関係する解剖学的構造に関して解説する．ここでは声門より遠位（肺側）の気道に関しては触れない．

I．声門までの上気道

　通常では人間は仰臥位になっても気道閉塞が生じることはない．この状況での空気の入り口は口，および鼻孔である．口から入った空気は口腔，咽頭，喉頭へと流れ，声門を通って気管へ入

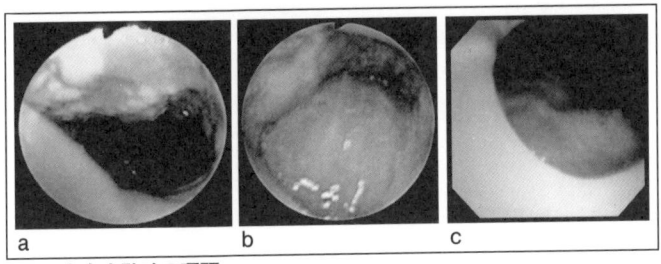

図1　全身麻酔時の咽頭
　a：通常の咽頭腔
　b：閉塞した咽頭腔
　c：エアウェイによる咽頭腔の開存

る．一方，鼻孔から入った空気は鼻腔から鼻咽頭を通り，上咽頭で口から入った空気と合流することになる．物理的に考えれば気道抵抗は口腔と鼻腔は並列，そこから咽頭，喉頭，声門へと続く部分は直列で考えればよい．直列の部分では抵抗値は加算で求められるから，いずれかに狭窄が生じ気道抵抗が上昇すれば全気道抵抗も上昇する．

では，麻酔導入後に自発呼吸が消失したときに換気困難が生じる理由を考察する．顔面に腫瘍が存在したり義歯を外していることなどによるマスクフィット困難はここでは考えない．マスクによる用手換気ができないのは，上記の気道のいずれかの部位で気流が障害された場合，もしくはオピオイドによる筋強直などで胸郭のコンプライアンスが上昇した場合，喘息発作により肺コンプライアンスが上昇した場合などを考えればよい．ここでは気流に関してのみ考える．通常喉頭のスペースが消失することはない．上気道のうち気流が障害されやすいのは，咽頭もしくは声門である．全身麻酔導入によって意識が消失すると舌根沈下が生じ，咽頭部での狭窄や閉塞をきたした結果フェイスマスクによる陽圧換気がしばしば困難となる．自発呼吸消失後にマスク換気が困難となる原因の大半はこの舌根沈下による咽頭気道の閉塞である．したがって対処方法は経口もしくは経鼻のエアウェイを用いて物理的に舌根を支え，咽頭気道を開存させることである．図1aは咽頭腔が開存した状態を気管支ファイバースコープ(FOB)から観察したものである．咽頭にはスペースがあり正面奥に垂れ下がった喉頭蓋が視認できる．図1bは全身麻酔導入後に咽頭腔が閉塞した状態である．FOBの視野に慣れていなければオリエンテーションを付けること

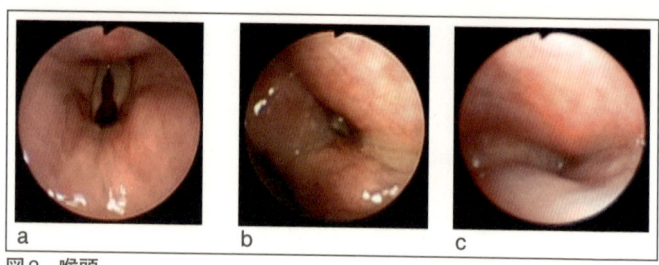

図2　喉頭
　a：正常な喉頭(声門)
　b：中等度の喉頭浮腫
　c：高度の喉頭浮腫

は困難である．図1cは図1bとは別の症例のものであるが，バーマンエアウェイTによって舌根部が支えられており声門まで視認できている．

　声門は気道の中で最も狭い部位である．この部位に腫瘍や炎症，浮腫などが存在する場合には麻酔導入後に換気困難が生じることは十分に考えられる．もっともこの場合には覚醒時から呼吸困難が生じていることも多く，症状がまったくない状況で麻酔導入後にこの部分に起因する換気困難が生じることはまれであると考えてよい．注意すべきは喉頭痙攣と喉頭浮腫である．麻酔導入時になんらかの原因で声帯に刺激が加わった結果，喉頭痙攣が生じて声門が閉じれば換気困難となる．この場合には筋弛緩薬を使用すれば回避可能である．何の刺激もなしに喉頭浮腫が生じる可能性は低いが，導入前後に使用した薬剤などでアナフィラキシーなどのアレルギー反応が生じた場合には喉頭浮腫や気管支攣縮による換気困難が生じることがある．喉頭展開困難があり半盲目的に気管挿管を試みた場合には試行回数が少なくても機械的刺激により喉頭浮腫が生じ換気困難となることもある．いずれにしても喉頭浮腫が生じた場合には気管挿管を試み，これが失敗に終わった場合には速やかに外科的気道確保に移行する必要がある．この場合には声門上器具を用いた換気は無効であるし，いったん喉頭浮腫が生じると通常の喉頭展開が可能であっても声門の認識が困難となっていることもあり，必ず気管挿管できる保証はない．挿管困難のためにAirway Scope(AWS)などの間接式の挿管補助器具やFOBを用いても上記の理由で声門の位置を確認できないこともある．図2aは正常の喉頭(声門)のFOB像である．正常では左右に白い声帯が

確認できる．図2bは中等度の喉頭浮腫が生じた状態である．像は傾いているが右上が腹側である．まん中に少しだけ白い声帯が見えているが図2aとは明らかに様相が異なっている．図2cはさらに浮腫が進んだ状態で声帯もほとんど判別できない．いずれの場合にもFOBを声門と考えられる所にやや強引に進め気管内への進入に成功した．この喉頭浮腫の画像はよく覚えておいていただきたい．知っていなければFOBを使用しても気管挿管は困難と思われる．

なお覚醒時には口呼吸もしくは鼻呼吸であるが，フェイスマスクを用いた陽圧換気では下顎挙上してマスクフィットさせるため通常口は閉じることになる．鼻詰まりなどで鼻呼吸が困難であるような患者の場合には口を通したマスク換気が必要となるが，そうでなければ鼻呼吸で通常は問題ない．マスク換気時の気道抵抗は口または鼻孔から肺胞までの全気道の抵抗の合計であるが，ここは並列であるからどちらか一方に十分な広さがあれば全気道抵抗に対する影響は少ない．鼻腔の狭窄や閉塞によってマスク換気が困難である場合には経口エアウェイを用いれば開口した状態で換気できる．つまり声門より近位の上気道閉塞や狭窄による換気困難は経口エアウェイを用いれば一挙に解決できることがわかっていただ

けたと思う．ただし，一つだけ注意すべき点は経口エアウェイを適切に使用しなければならないということである．舌根を持ち上げるように舌根の下方にエアウェイの先端をうまく挿入できれば問題はないが，エアウェイ先端で舌根部を喉頭方向へ押し込むような状況になれば換気がさらに困難になることを忘れてはならない．

Ⅱ．喉頭の視認にかかわる解剖

　従来のマッキントッシュ型喉頭鏡などを用いて直接喉頭を視認するためには頭部をいわゆるsniffing positionにするとよい．sniffing positionとは頭部全体を前屈しない範囲で前方に突き出した姿勢をいう．仰臥位の患者の場合，顔面が水平ないしはやや上方を向く状態で頭部が挙上された状態である．このような姿勢になるように枕の高さを調整すると，通常喉頭の視認性が増し，喉頭展開が容易となる．図3aは枕を入れてsniffing positionを取った状態である．点線は顔の面を示すが，やや尾側が高くなっていることがわかるだろう．この状態で喉頭鏡のハンドルを矢印の方向へ少し進めると図3bのように喉頭が視認できるようになる．矢印の方向は言ってみれば口が開く方向である．2つの図をよく見比べていただきたい．もしも十分な開口ができない場合には口を通しての喉

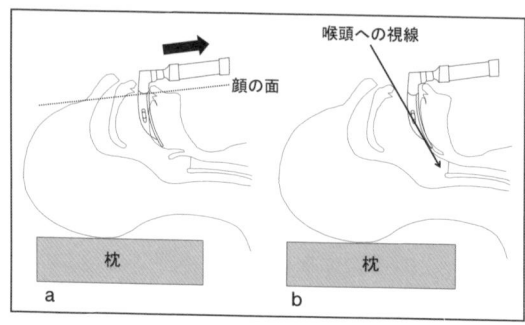

図3　喉頭展開
　a：sniffing position
　b：喉頭展開；喉頭鏡のハンドルを前方へ

　頭視認は困難となる．つまり，頸椎による頭部の前方への突き出しと後屈が可能かどうか，および開口が十分に行えるかどうかが喉頭展開の難易度を決める解剖学的要件となる．

　また，声門は喉頭の腹側に位置するため，これを口から視認するためには喉頭鏡によって舌を(左)側方へ圧排しつつ下顎をやや挙上する必要がある．舌を確実に左方へ圧排することがよい喉頭の視野を得るために重要である．巨舌の場合には側方への圧排が困難となり十分な視野が確保できなくなる．また，下顎関節は通常関節窩内での下顎骨関節突起の回転と突起自体(下顎骨全体)の前後への運動の2つによって口の開閉が行われる構造になっている．特に喉頭展開で問題となるのは下顎関節の前後方向への動きによる開口の程度である．これが制限されている場合には咽頭のスペースを作ることが難しくなる上に喉頭蓋の翻転も困難と

なるため喉頭の視認が難しくなる．顎関節症や関節リウマチなどで挿管困難となる原因の一つはここにある．このような状況では喉頭蓋が咽頭後壁に接触したままであるためFOBによる気管挿管でも難渋することがある．もちろん関節リウマチの場合には頸椎のC0/1，C1/2あたりの障害による後屈制限なども挿管困難の原因となる．近年は免疫抑制剤による治療が一般化し，重症の関節リウマチの患者は減少しているが，頸椎と顎関節の両方に病変を有する場合には要注意である．小顎症も挿管困難の原因とされているが，小顎症の場合には舌根部が通常よりも背側に位置し，かつ前後への可動範囲も小さいため喉頭の視認が難しくなる．さらにはこのような状況では咽頭のスペースが当初から狭小化している上に下顎挙上が困難であるために舌根沈下時にはマスク換気も困難になりやすい．先に述べたように，このよう

な状況では適切にエアウェイを使用して対処するとよい．Treacher-Collins症候群やGoldenhar症候群などは小顎症による気道確保困難として知られている．成人の場合の小顎症の判断基準の一つとして甲状オトガイ間距離 (thyromental distance：TMD) が6cm未満であることがあげられる．

Ⅲ．上気道などの病変と気道確保

　前項で，開口不全や頸部の後屈制限，小顎症などが気道確保困難の原因となることを解説した．これら以外にもいくつか注意が必要な病変がある．口腔や咽頭に突出する腫瘍がある場合には視野の妨げとなったり，上気道閉塞を助長したりすることもある．また，易出血性の場合には出血にも注意しなければならず，結果として喉頭鏡操作が困難となることもある．扁桃肥大がある場合に上気道狭窄によりマスク換気が難しくなることもある．これらの病変は通常，術前の画像診断などによってあらかじめ判明していることが多い．しかしながら無症状で術前には診断されていないことが多いものとして，舌扁桃肥大[1),2)]や喉頭蓋囊腫などがあげられる．筆者の経験では舌扁桃肥大は関節リウマチの患者に多い印象がある．関節リウマチの患者は頸部後屈制限や開口不全などの理由で気道確保困難であることが多く，重症例ではFOBガイド下挿管が行われることになる．このような場合にしばしば舌扁桃肥大に遭遇した．図4aは正常の喉頭であり，喉頭蓋全体がよく見えている．図4b〜dはいずれも関節リウマチの患者のものである．図4bでは喉頭蓋の腹側には増生した軟部組織が認められ喉頭蓋は先端が認められるのみである．喉頭蓋はこの増生した組織により咽頭後壁の方へ押されているが，かろうじてスペースは残されているためFOBを喉頭蓋の正面からその下に進めることが可能であった．この増生した軟部組織が肥大した舌扁桃である．図4cは後屈がまったく困難であった患者のものであるが，喉頭蓋は先端しか見えずしかも咽頭後壁に密着していた．この症例ではFOBを正面から喉頭蓋の下へ進めることができず，側方の梨状窩直前から喉頭蓋の下へFOB先端を強引に滑り込ませ，半盲目的な操作でFOB先端を気管内に進めることが可能であった．図4dはラリンジアルマスクエアウェイ (LMA) を挿入してFOB下に観察したときのものである．喉頭蓋の腹側には腫瘤のように見える舌扁桃が張り出している．

　また，喉頭蓋囊腫が存在する場合には，その重量により喉頭蓋が翻転しないこともあり声門を直視しにくいため注意が必要である．

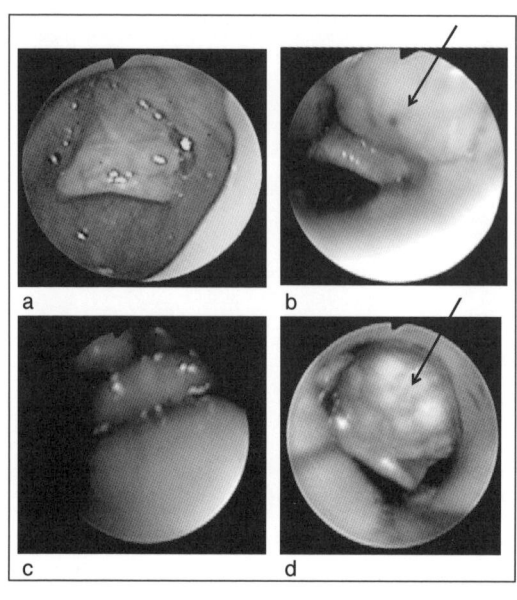

図4 舌扁桃肥大
 a：正常の喉頭
 b：肥大した舌扁桃(矢印)
 c：咽頭後壁に密着した喉頭蓋
 d：LMA越しに見た舌扁桃(矢印)

まとめ

　気道確保に必要な解剖学的知識を概説した．上気道の問題は通常はエアウェイの使用で解決可能である．どうしても困った場合には気管チューブを口もしくは鼻から喉頭の直前に相当する程度まで挿入して残りの鼻孔と口を押さえて換気する方法(喉頭換気)を試みるとよい．谷上らはこの換気とスワイベルアダプターを利用した人工呼吸下経鼻ファイバー挿管(ventilated fiberoptic nasal intubation：VFNI)を行っている[3]．前述のように，通常は喉頭のスペースが消失することはないので，喉頭の直上までチューブを入れればほとんどの場合換気が可能である．もちろんLMAなどの声門上器具による換気を試みてもよいが，手元にない場合や解剖学的異常により使用が困難である場合には上記の方法が役に立つ．VFNIは換気を維持しながらFOBガイド下挿管が行えるよい方法である．

参考文献

1) Jones DH, Cohle SD：Unanticipated difficult airway secondary to lingual tonsillar hyperplasia. Anesth Analg 77：1285-1288, 1993
2) Ovassapian A, Glassenberg R, Randel GI, et al.：The unexpected difficult air-

way and lingual tonsil hyperplasia : a case series and a review of the literature. Anesthesiology 97 : 124-132, 2002

3) 谷上博信,井浦晃:舌癌―開口障害,後屈困難の気道確保にはVFNI法を―. LiSA 19 : 306-311, 2012

2 挿管困難症

独立行政法人国立病院機構静岡医療センター
麻酔科・集中治療部
小澤章子

> ASA困難気道ガイドライン2013では，挿管困難は直接声門視認型喉頭鏡（通常のMacintosh型喉頭鏡）で複数回，喉頭展開や気管挿管を行ってもできない場合で，その定義は相対的なものである．直接声門視認型喉頭鏡で声門を直視するには口腔，咽頭，喉頭の軸のアライメント調整が必要となり，頭頚部の解剖が大きく影響する．Cormack分類は喉頭の見え方を定量化している．自分と医療チームのレベルアップのために，気道管理トレーニングは必須である．

I．定　義

米国麻酔科学会（American Society of Anesthesiologists：ASA）は，1993年に「困難気道管理に関する診療ガイドライン」を発表し[1]，2003年[2]，2013年に改訂版[3]を公開した．米国以外では，1998年にカナダ，イタリア，2004年に英国，2008年にフランスが困難気道管理に関する独自のガイドラインを発表した[4]が，最も歴史があり，術前評価と戦略的アプローチが充実し，広く普及しているのは米国のものと言っても過言ではなかろう．近年，本邦でも独自のガイドラインの作成が提唱され，策定された．

ASA困難気道管理ガイドライン2013[3]では，困難気道（Difficult Airway）とは，「一般的な訓練を受けた麻酔科医が，上気道のフェイスマスク換気に難渋する場合，気管挿管に難渋する場合，その両方を含む臨床的状況」と定義されている．さらにそれらは，①マスク換気困難や声門上エアウェイ（supraglottic airway：SGA）による換気困難，②SGA挿入困難，③喉頭展開困難，④気管挿管困難，⑤気管挿管失敗の5つに分類されている．①マスク換気困難やSGAによる換気困難：以下の項目の一つまたは複数の問題により麻酔

科医が十分換気できない状態—フェイスマスクやSGAによるシールが不十分，換気ガスの過剰な漏れ，換気時の過剰な抵抗，胸郭の動きが不十分，呼吸音が不十分，聴診上重篤な閉塞徴候，チアノーゼ，胃への空気流入または胃膨満，酸素飽和度の低下，呼気終末二酸化炭素が不十分，スパイロメトリーで呼気ガス流量が不十分，低酸素もしくは高二酸化炭素血症に伴う循環変動（例えば，高血圧，頻脈，不整脈など）である．②SGA挿入困難：SGA挿入に複数回を要する場合．③喉頭展開困難：通常の喉頭鏡で複数回行っても声帯の一部さえ確認できない場合．④気管挿管困難：気管の異常の有無にかかわらず気管挿管に複数回を要する場合．⑤気管挿管失敗：複数回の試みの後でも気管挿管が不可能な場合．

ここでいう通常の喉頭鏡とはMacintosh型に代表される直接声門視認型喉頭鏡のことで，広く普及していることもあり，各国のガイドラインで暗黙のうちに第一選択とされている．

1993年のASA困難気道管理ガイドラインでは，困難気道の定義に気管挿管時の喉頭展開の回数や所要時間が表記されていたが，2003年以降は数値の定義はなされていない．これは，困難気道の判断には，患者の状態，評価，施行者および介助者の人数や状況，環境（施設や医療器具など）が影響するからである．また，近年，気道確保に関する器具〔喉頭上器具やビデオ喉頭鏡（エアウェイスコープなど）〕や新しい医薬品（短時間作用型の筋弛緩薬やその拮抗薬）が開発され，気道管理時の選択肢が増えていることも関与していると思われる．直接声門視認型喉頭鏡よりも，ビデオ喉頭鏡の方が喉頭視野が改善し気管挿管成功度および初回成功率が高いという報告があり，従来の方法で気道確保が困難であった症例がビデオ喉頭鏡の使用では必ずしも困難でない症例も筆者は体験している．現行の定義は「直接声門視認型喉頭鏡を使用した場合」であり，今後，「困難気道」や「挿管困難」の定義は，使用する器具や状況などで変更される可能性がある．

II．疫　学

前述のように挿管困難の定義は相対的なものである．一般的な直接声門視認型喉頭鏡の使用による挿管困難の発生頻度は，約0.5〜2％[5]あるいは1〜3％[6]，困難気道としては，マスク換気困難は5％，マスク換気不可能は0.1〜1％，マスク換気困難かつ挿管困難は0.01％と報告[6]されている．10,000例に1例は，マスク換気も挿管も困難ということになる．また，Kheterpalら[7]は，マスク換気困難は0.15％に生じ，その25％が気管挿管困難である

と報告している．これらは手術室での予定手術の麻酔時のもので，救急領域ではさらに頻度が高いと思われる．National Emergency Airway Registryの報告では，致命的な輪状甲状膜切開の頻度は1％であった[8]．

Ⅲ．原因・発生機序

直接声門視認型喉頭鏡は1913年にJacksonにより，その原型が考案され[5]，1940年代にMacintoshによりわれわれが日常的に使用している喉頭鏡が作製された[9]．その後は，Macintosh型が簡便，経済的で成功率が高いため第一選択とされてきた．直接声門視認型喉頭鏡による挿管は，①喉頭鏡の挿入，②喉頭展開し声門を見る，③気管チューブを気管内へ挿入する，という3つのステップで成り立っている．
①喉頭鏡の挿入

開口障害や口腔内を占拠する病変を有する症例では通常の直接声門視認型の喉頭鏡を挿入できない．ASAの術前評価[3]では上下の切歯間の距離が3cm以下の場合は喉頭鏡のブレードが挿入できないため，注意深い術前診察の必要性を示している．
②喉頭展開し声門を見る

直接声門視認型喉頭鏡で声門を直視するには，喉頭鏡で舌をよけ喉頭蓋を持ち上げる喉頭展開という操作を行い，目と声門とを結ぶ線をさえぎるものがない状態にしなければならず，そのためには口腔，咽頭，喉頭の軸のアライメント調整が必要となる[9, 10]．つまり，口腔軸と咽頭軸と喉頭軸が一致し，直線的な視野空間を作ること[9]ができれば直視下に声門まで気管チューブを誘導できる．Sniffing position（臭いを嗅ぐような姿勢，枕を入れて頭部を高くする）や，頭部を後屈し頸部に外部からの圧迫操作（backward, upward, and rightward pressure on the thyroid cartilage：BURP）などを行い，軸を一致させる（図1）[11]．

直線的な視野空間を作るには，頭頸部の解剖が大きく影響する．気道管理に注意を要する病態と先天性症候群を示す（表1，表2）[12]．

Mallampati分類は口腔内の広さを評価する簡便な方法である．Rocke[13]らは，Mallampati分類に加えて下顎，頸，歯の状態で挿管困難の程度が規定されると報告している．例えば，Mallampati class Ⅰだけであれば挿管困難は極めてまれで，Mallampati class Ⅰで後退した下顎，短い頸，上顎切歯の突出の3つの身体因子のすべてを認めた場合は挿管困難となる可能性は50％で，Mallampati分類のclassが上がれば上がるほど困難度は上昇する．診察時に口腔内を観察する際には，「顎，頸，歯」にも注意が必要である（図2）[14]．

3つの軸が一致するには下顎の可動

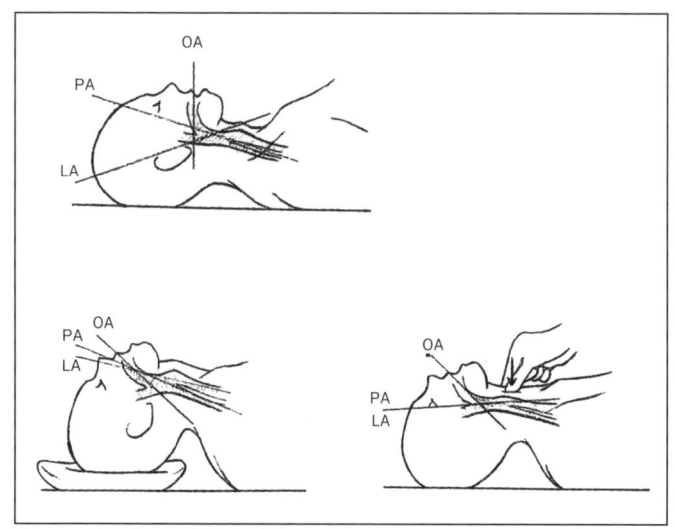

図1　口腔軸と咽頭軸と喉頭軸の一致

〔文献11)より引用・改変〕

性もポイントとなる(図3). 仰臥位で下顎を挙上する(天井方向に移動する)ことができれば軸が一致し, 直視しやすい. 同時に, 咽頭部分に空間ができ気道が開通するので, マスク換気や喉頭上器具の挿入を行いやすくなる. 気道の評価には, 口腔内の広さに加えて下顎のサイズ, 後屈の程度, 可動性の観察が重要となる.
③気管チューブを気管内に挿入する
　声門が見えているが気管チューブを挿入できない状態もありうる. ポリープ, 腫瘍, 浮腫, 声門閉鎖, 声門下狭窄などである. 換気状態を評価しつつ必要に応じて補助換気を行い, 気管チューブのサイズダウンや気管チューブの挿入方向を検討する. 喉頭は気道の中で最も狭い部分(成人は声門, 小児は声門下)であり, 出血による視野不良や頻回操作による組織損傷が生じるとただちに危機的状況に至る可能性がある. 換気が不十分な場合は緊急外科的気道確保が必要となる場合もあり, 慎重に操作を行う.

IV. 分　類

　喉頭の見え方を定量化するために使用しているのがCormack分類である. 1984年にCormackとLehaneが提案した[15](図4). 1998年にYentisとLee[16]が

第1章 気道の確保と挿管困難症

表1 気道管理に影響を及ぼす主な病態

病態	問題点(可能性)
1. 感染	
感染性喉頭蓋炎	喉頭展開により閉塞が増悪
口腔・咽頭周辺の膿瘍	気道の変形・圧排により換気・挿管困難
クループ・気管支炎・肺炎(最近または現在)	気道の過敏性亢進．咳・喉頭痙攣・気管支痙攣をきたしやすい
乳頭腫	気道閉塞
2. 腫瘍	
咽頭・喉頭腫瘍	自発呼吸での吸気性気道閉塞，物理的気道閉塞によるチューブ通過不能
気管・気管支・縦隔腫瘍	気管挿管でも閉塞が解除しない．鎮静で気道閉塞
放射線療法	線維化で可動性低下，喉頭展開困難
3. 外傷	
異物	気道閉塞
頸椎損傷	頸部操作で脊髄を損傷する可能性
頭蓋底骨折	経鼻挿管で頭蓋内チューブ留置の可能性
上顎骨，下顎骨の損傷	気道閉塞，マスク困難，挿管困難．両方の損傷では輪状甲状膜穿刺を考慮
喉頭外傷	手技中に気道閉塞が悪化する可能性
	気管チューブを喉頭外に誤挿入．損傷悪化の可能性
軟部組織・頸部損傷	解剖学的変形，気道閉塞
喉頭浮腫	気道の過敏性，喉頭入口部の狭小化(気管チューブ抜管後)
4. 頭頸部の関節の異常	
関節リウマチ	下顎低形成，顎関節炎，頸椎硬直，喉頭の回旋，輪状甲状関節炎により挿管困難
強直性脊椎炎	頸椎癒合のため喉頭展開できない
顎関節症候群	高度の開口障害
糖尿病	環椎後頭関節の可動性低下，喉頭展開困難
5. その他	
肥満	意識消失による上気道閉塞，マスク換気困難．FRC低下による低酸素
強皮症	開口障害
サルコイドーシス	リンパ組織による気道閉塞
破傷風	開口障害で経口挿管は不可能
血管浮腫	腫脹による閉塞で換気・挿管困難
先端肥大症	巨舌，骨肥大
甲状腺機能低下	巨舌と粘液水腫のため，換気・挿管困難
甲状腺腫	気道圧迫

〔文献12)より引用・改変〕

表2 挿管困難を伴う先天性症候群

症候群	気道に関する特徴
Down synd.	巨舌, 小口で喉頭展開困難, 声門下径が小さい, 喉頭痙攣を起こしやすい
Goldenhar synd.（眼耳-椎骨異常）	下顎低形成, 頸椎異常のため喉頭展開が困難
Klippel-Feil synd.	頸椎癒合による頸部拘縮
Pierre-Robin synd.	巨舌, 小口, 下顎骨異常
Treacher-Collins synd.（下顎顔面骨無形成）	喉頭展開困難
Turner synd.	挿管困難の可能性が高い

〔文献12)より引用・改変〕

GradeⅡをⅡaとⅡbに, 2000年にCook[17]がGradeⅢをⅢaとⅢbに分けた. Gradeの細分化で挿管困難の程度が異なることが報告され[18], 現在は, Cormack分類を中心に必要時に細分化した表現を用いている.

　GradeⅠ：声帯を観察できる
　　　Ⅱa：声帯を一部観察できる
　　　Ⅱb：披裂部のみ観察できる
　　　Ⅲa：咽頭後壁から喉頭蓋を持ち上げられる
　　　Ⅲb：咽頭後壁から喉頭蓋を持ち上げられない
　　　Ⅳ：喉頭蓋を観察できない

Cormack分類は, 従来の直接声門視認型喉頭鏡による喉頭展開での見え方を表現しており, 声帯がうまく見えない頻度は8.5％[19], 10.1％[20]と報告されている. 近年, 広く使われることになった間接声門視認型喉頭鏡（ビデオ

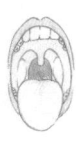

あ：顎（後退した下顎）
くび：頸（短い, 太い), 後屈制限
は：歯（上顎切歯の突出, 出っ歯）
Mallampati分類

「あ, くび, は, Mallampati分類」

図2　診察時の挿管困難予測因子

喉頭鏡：エアウェイスコープ®など）は, 本体の口腔内挿入で舌をよけ最低限の頭部後屈で喉頭展開状態を得られる. さらに喉頭鏡の先端が声門直上に位置し, 先端に内蔵されたカメラで声門を見ることができる. 直接声門視認型喉頭鏡で, いかに直線的な視野空間を作り出すかということにエネルギーを注ぎ工夫を重ねてきたが, 間接声門視認型喉頭鏡では本体の挿入が可能であれば喉頭展開に関する問題はほぼ解

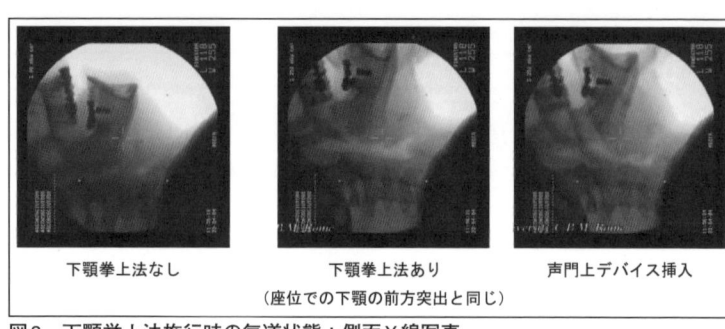

下顎挙上法なし　　　下顎挙上法あり　　　声門上デバイス挿入
　　　　　　　　（座位での下顎の前方突出と同じ）

図3　下顎挙上法施行時の気道状態：側面Ｘ線写真

（インターメドジャパンより提供）

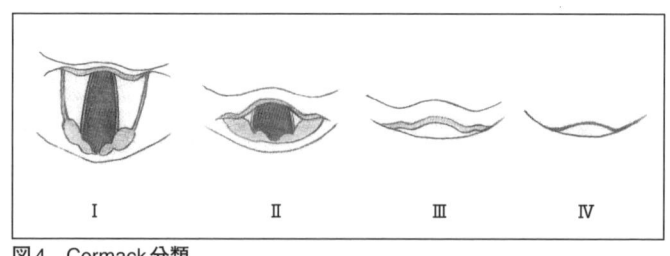

図4　Cormack分類

〔文献15)より引用・改変〕

決され，声門の近くまで気管チューブを誘導することができる(図5)[9),10]．Asaiら[21]によると間接声門視認型喉頭鏡の代表であるエアウェイスコープで，従来の喉頭鏡で挿管困難であった症例のほとんどが挿管可能であった．器具の発達により，今後，喉頭展開の新しい分類が提案される可能性もありうる．

V．挿管困難時の注意点

ASAのガイドライン[3]にもあるように，事前に挿管困難を予測し麻酔方法を検討することが最も重要であることを，麻酔科医は肝に銘じておかねばならない．もし，麻酔導入後に気道確保困難となった場合は，(1)人手を集めること，(2)酸素投与を絶えず行うこと，(3)麻酔をさまして自発呼吸に戻すことを考慮することが大切である．操作中に注意すべきは，①換気状態を評価すること，②緊急外科的気道確保や経皮的心肺補助装置の使用を念頭に置くことであり，③頻回に器具を挿入し

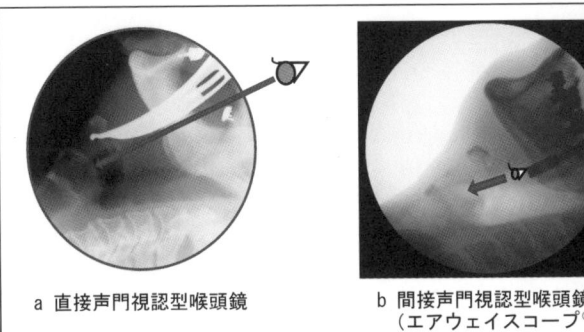

図5 気管挿管時の視点の比較
a：3つの軸を一致させて直線的な視野空間を作る必要がある.
b：挿入で先端(視点)は声門近くに達し，チューブも誘導され挿管成功率は高まる.

〔文献9), 10)から引用・改変〕

喉頭展開を行うことは出血や浮腫をきたし視野を得にくくするので厳に慎むべきである．特に炎症や膿瘍，腫瘍で口腔や咽頭粘膜が脆弱になっている場合は，挿管操作で組織が自壊し視野不良となりマスク換気困難を呈し，さらにCVCI(cannot ventilate, cannot intubate：マスク換気不能かつ挿管不能)という危険な状態に移行してしまう可能性がある．愛護的な挿管手技に徹し，挿管操作による粘膜への影響に注意を払うべきである.

おわりに

「彼(敵)を知り己を知れば，百戦危うからず(彼を知りて己を知らば，百戦して殆ふからず)」といわれる．危機管理学といわれる麻酔科学の中でも，特に気道管理は，分単位の時間で生死にかかわる判断を要求される医療行為である．安全な気道管理のためには，事前の観察，評価，戦略が必要なことはいうまでもない．麻酔科医は，日ごろから困難気道確保の考え方を学び，手技を習得し，判断力や応用力を養い，チームリーダーとして医療チームの能力を高める意識を持つ必要がある．シミュレーションには限界があるが，新しい考え方や器具の使い方を身につけるよい機会である．気道管理トレーニングの一助として，シミュレーションセミナーの受講をお勧めする.

参考文献

1) Practice guidelines for management of the difficult airway. A report by the

American Society of Anesthesiologists Task Force on Management of the Difficult Airway. Anesthesiology 78 : 597-602, 1993
2) American Society of Anesthesiologists Task Force on Management of the Difficult Airway : Practice guidelines for management of the difficult airway : an updated report by the American Society of Anesthesiologists Task Force on Management of the Difficult Airway. Anesthesiology 98 : 1269-1277, 2003
3) Apfelbaum JL, Hagberg CA, Caplan RA, et al. ; American Society of Anesthesiologists Task Force on Management of the Difficult Airway : Practice guidelines for management of the difficult airway : an updated report by the American Society of Anesthesiologists Task Force on Management of the Difficult Airway. Anesthesiology 118 : 251-270, 2013
4) 志賀俊哉：気道評価のup-to-date. 臨麻 35 : 489-496, 2011
5) 中島芳樹，佐藤重仁：成人の気管挿管困難に対する戦略，麻酔科診療プラクティス11　気道確保のすべて．岩崎寛ほか編．文光堂，東京，2003, 8
6) 中川雅史：difficult airwayとは？，挿管困難対策手技マニュアル．尾崎眞監修．羊土社，東京，2009, 16-18
7) Kheterpal S, Martin L, Shanks AM, et al. : Prediction and outcomes of impossible mask ventilation : a review of 50,000 anesthetics. Anesthesiology 110 : 891-897, 2009
8) Murphy MF, Walls RM：困難気道と気道管理不全，緊急気道管理マニュアル．Walls RM編，井上哲夫ほか訳．メディカル・サイエンス・インターナショナル，東京，2003, 37
9) 鈴木昭広：DAMと間接声門視認型喉頭鏡．日臨麻会誌 30 : 585-592, 2010
10) 車武丸：マスク換気困難と喉頭展開困難対策の基本，挿管困難対策手技マニュアル．尾崎眞監修．羊土社，東京，2009, 47-48
11) Schneider RE：気道管理の基本，緊急気道管理マニュアル．Walls RM編，井上哲夫ほか訳．メディカル・サイエンス・インターナショナル，東京，2003, 57-58
12) Gal TJ：気道管理，ミラー麻酔科学．Miller RD編，武田純三監修．メディカル・サイエンス・インターナショナル，東京，2009, 1261
13) Rocke DA, Murray WB, Rout CC, et al. : Relative risk analysis of factors associated with difficult intubation in obstetric anesthesia. Anesthesiology 77 : 67-73, 1992
14) 小澤章子：気道確保困難に対するアプローチ，気道管理ガイドブック（改訂第2版）．岡本浩嗣監修．真興交易医書出版部，東京，2013, 252-256
15) Cormack RS, Lehane J : Difficult tracheal intubation in obstetrics. Anaesthesia 39 : 1105-1111, 1984
16) Yentis SM, Lee DJ : Evaluation of an improved scoring system for the grading of direct laryngoscopy. Anaesthesia 53 : 1041-1044, 1998
17) Cook TM : A new practical classification of laryngeal view. Anaesthesia 55 : 274-279, 2000
18) 安斎健，黒岩政之，伊藤壮平：役立つ専門知識，気道管理ガイドブック（改訂第2版）．岡本浩嗣監修．真興交易医書出版部，東京，2013, 160-161
19) Rose DK, Cohen MM : The airway : problems and predictions in 18,500 patients. Can J Anaesth 41 : 372-383, 1994
20) Adnet F, Racine SX, Borron SW, et al. : A survey of tracheal intubation difficul-

ty in the operating room : a prospective observational study. Acta Anaesthesiol Scand 45 : 327-332, 2001

21) Asai T, Liu EH, Matsumoto S, et al. : Use of the Pentax-AWS in 293 patients with difficult airways. Anesthesiology 110 : 898-904, 2009

麻酔科医に必要な気道確保のポイントと教育

第2章

DAM ガイドライン

第2章 DAMガイドライン

1

欧米におけるガイドライン

紀南病院麻酔科
上農喜朗

> 困難気道管理ガイドラインとして，米国麻酔科学会「困難気道管理に関する診療ガイドライン」(ASA-DAA)・英国Difficult Airway Society(DAS)ガイドライン・カナダのCanadian Airway Focus Group(CAFG)の推奨を紹介した．ASA-DAAは困難気道管理における普遍的な考え方を示したものである．CAFGの推奨はASA-DAAに比べて具体的な記述が多く，アルゴリズムも単純であることから，理解しやすいアルゴリズムである．Airway Approach Algorithmは麻酔導入・気道確保をどのように行うかを判断するために非常に有用である．

はじめに

麻酔に関連した訴訟において気道トラブルは上位を占めていた[1]．米国麻酔科学会(American Society of Anesthesiologists：ASA)は気道管理に起因する麻酔合併症の予防と軽減を目的として，1993年に「困難気道管理に関する診療ガイドライン」(ASA-DAA 1993)を発表した[2]．気道管理困難の管理に関するガイドラインはカナダ，英国をはじめヨーロッパ各国で発表されている．本稿ではASAガイドライン[2~4]，英国Difficult Airway Society(DAS)ガイドライン[5]，カナダ気道管理フォーカスグループ(Canadian Airway Focus Group：CAFG)の推奨[6]と，全身麻酔時の麻酔導入・気道確保法選択に有用なAirway Approach Algorithm(AAA)[7]を紹介する．

I．米国麻酔科学会：困難気道管理に関する診療ガイドライン

ASA-DAAは気道管理に関連した機器・器材の技術開発に対応するため，新しい知見を加えて10年の間隔で改訂版が発表されている．ASA-DAA

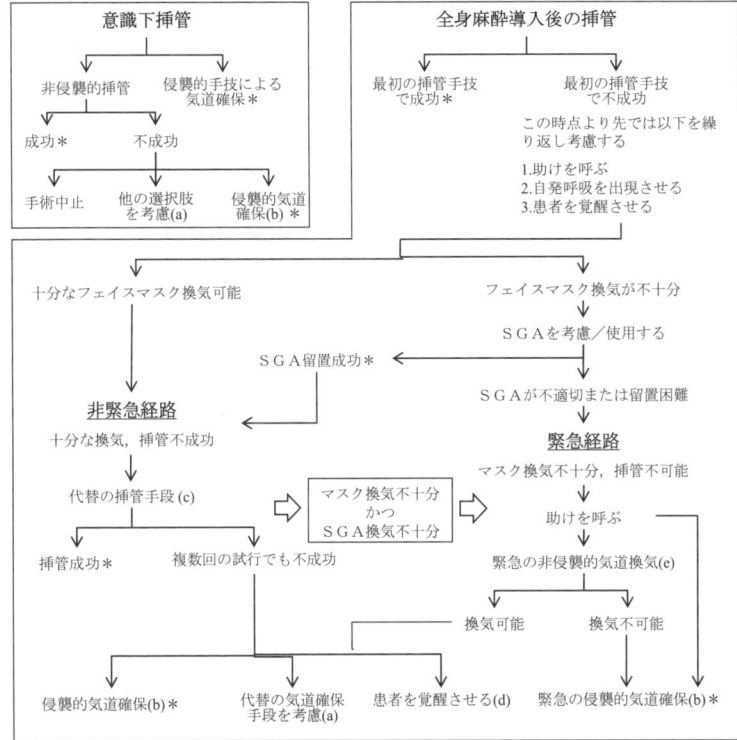

図1 米国麻酔科学会困難気道管理アルゴリズム（ASA-DAA 2013）

〔文献13）より引用・一部改変〕

1993ではラリンジアルマスクエアウェイ(laryngeal mask airway：LMA)が使用され始めて間もない時期で，LMAは緊急非外科的気道確保で考慮すべきさまざまな代替手技の一つとして示されたにすぎなかった．

その後，LMAが通常の気道確保器具として普及し，フェイスマスクによる換気困難時の換気器具として有用であることが明らかになった．2003年の改訂版(ASA-DAA 2003)[3]では，代替気道確保手技，フェイスマスク換気不可能時の換気器具，挿管補助器具としてLMAを使用することが推奨されるようになった．ASA-DAA 2003以降，さまざまな声門上エアウェイ(supraglottic airway：SGA)が開発され，挿入の容易さ・リークと換気圧・誤嚥防止などの基本機能の改良が図られた．また，挿管補助機能・胃管挿入などの付加機能を備えたものが使用できるようになった．技術の進歩によりビデオ装置が小型化・低価格化され，直視型ビデオ喉頭鏡が普及した．さらに上気道の解剖学的特徴を考慮したブレードを備えた間接視認型ビデオ喉頭鏡も普及した．

2013年の改訂版(ASA-DAA 2013)[4]では，SGAの重要性をさらに強調した記載となっている(図1)．また，ビデオ喉頭鏡を取り入れた改訂が加えられた．困難気道の定義と困難気道に対する戦略を立てるにあたって評価すべき項目に「SGAによる換気困難」「SGA留置困難」「喉頭展開困難」が追加されたことはその端的な表れである．しかし具体的な器具名や適応に関してほとんど記載されていないので，各施設・各麻酔科医がどのような局面で何をどのように使用するかをあらかじめ検討しておく必要がある．

II. 英国Difficult Airway Society ガイドライン

英国Difficult Airway Society(DAS)は2004年に「予期せぬ挿管困難症例に対するガイドライン」を発表した[5]．このガイドラインでは最初の挿管計画(プランA：通常の喉頭展開)とそのバックアッププラン(プランB～D)から成るフローチャートで構成されている(図2)．プランAができなかった場合，代替の挿管計画(プランB：酸素化と換気を継続しながら挿管)を行う．それでも挿管が不成功の場合は酸素化と換気の維持を優先し，手術延期と患者覚醒(プランC)へと進む．気道確保中に換気不能・挿管不能(can't ventilate, can't intubate：CVCI)に陥ったときは救済手技(プランD)を行う必要がある．

また，ガイドラインでは次の3つの症例に対する具体的なシナリオが示されている．

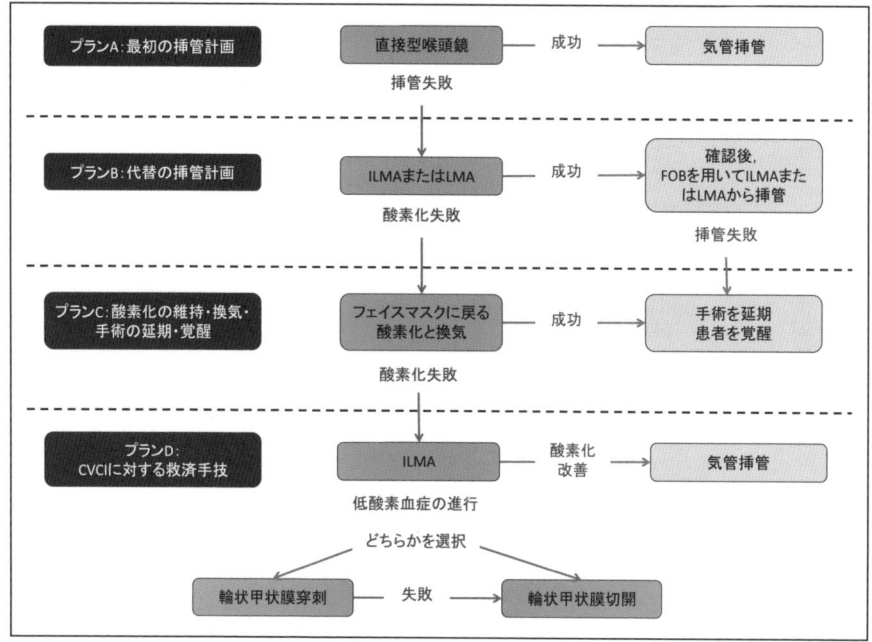

図2 Difficult Airway Society (DAS) の基本フローチャート

〔文献5) より作成〕

①成人患者における麻酔導入後の予期せぬ挿管困難症例
　　プランA→B→C→D
②迅速導入における予期せぬ挿管困難症例
　　プランA→C→D
③麻酔導入・筋弛緩薬投与後のCVCI症例
　　プランA→D

DASガイドラインは手技回数の制限で，次のプランへの移行を厳格に規定している．しかし，プランBからC（シナリオ①）あるいはAからC（シナリオ②）への移行に際して酸素飽和度（100％酸素投与でSpO$_2$が90％未満）を指標としているので，次のプランに移行したときに，酸素化の維持という点で余裕がない状況に陥っている危険性がある．また，予期せぬ挿管困難を対象としているため，ASA-DAAのようにSGAで気道管理をして手術を行うという選択肢がない．

抜管は麻酔管理で最も危険な局面の一つである．抜管戦略の重要性は

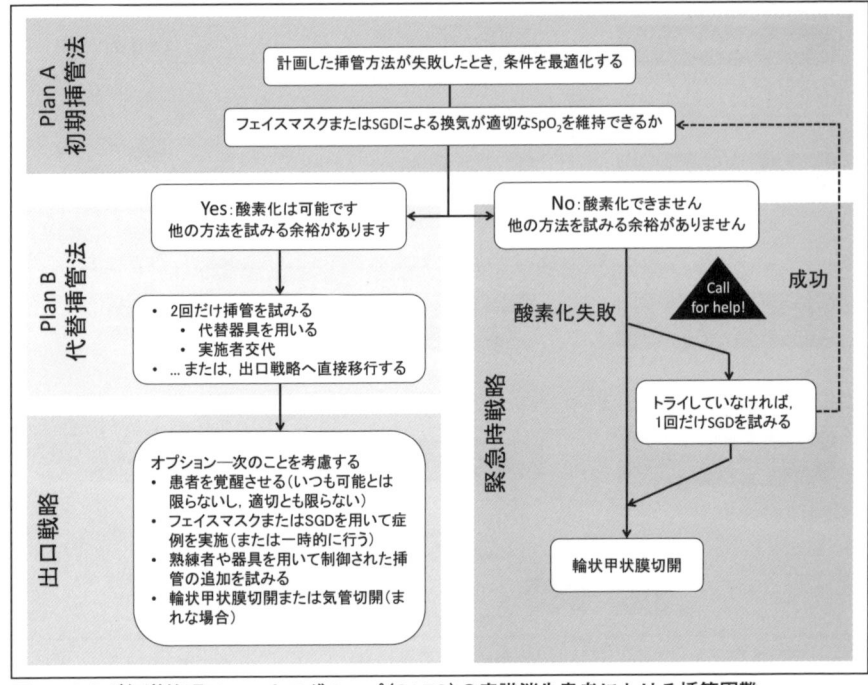

図3 カナダ気道管理フォーカスグループ(CAFG)の意識消失患者における挿管困難
SGD：supraglottic airway device　　　　　　　　　　〔文献6)より作成〕

ASA-DAAでも述べられている．抜管のガイドラインとしては1995年に示されたが[8]，それ以降示されていない．2013年にDASでは抜管ガイドラインを公表している[9]．

Ⅲ．カナダ気道管理フォーカスグループの推奨

カナダ気道管理フォーカスグループ（Canadian Airway Focus Group：CAFG）は2013年に「困難気道の管理に関する推奨：麻酔導入後患者において遭遇する挿管困難」[6]と「困難気道の管理に関する推奨：予期された困難気道」[10]を発表した．これは1998年に発表したガイドライン[11]の改訂版である．新しいアルゴリズムは以前のものに比べて単純化され，理論的に整理されたものである．

アルゴリズムはDASのガイドラインと同様，次の4つのステップに整理されている（**図3**）[6]．

①プランA(DASプランAに相当)：挿管のための最初の挿管手段(通常の喉頭鏡またはビデオ喉頭鏡)．最初の挿管操作で成功するよう条件を最適化する(挿管器具, スタイレットなどの付加器具, 体位, 薬剤投与など)．

②プランB(DASプランBに相当)：代替の挿管手段．酸素化が許容範囲である場合．通常プランAが2回失敗したとき．

③出口戦略(DASプランCに相当)：挿管を3回失敗したとき．ただし, 手術中止と患者覚醒(DASプランCの最終目標)だけでなく, 代替気道確保による手術の実施, 新たな挿管の試み, 外科的気道確保による手術の実施, が選択可能である．

④緊急時戦略(DASプランDに相当)：酸素化不能(cannot intubate, cannot oxygenate：CICO)に陥ったとき．状況を早期に把握し, 助けを呼び, 外科的・経気管的気道確保(輪状甲状膜切開)を行う．

他のガイドラインとの違いとして, ①挿管操作の回数を制限し出口戦略を明確にしたこと, ②CICOへの対応を示したこと, があげられているが, アルゴリズムの構造はDASガイドラインと極めて近い. それぞれの手技に関して最新の知見で解説し, LMA以外のSGAやビデオ喉頭鏡などの新しい器具について解説が加えられている点で, DASガイドラインのリニューアルともいえる. また, 妊婦における困難気道管理についてのアルゴリズムも提示されている(図4)[6]．

Ⅳ. Airway Approach Algorithm

全身麻酔を行うにあたって, 麻酔導入・気道確保をどのように行うかは困難気道管理の第一歩である．Airway Approach Algorithm(AAA)[7, 12]は導入後挿管か, 意識下挿管か, あるいは全身麻酔を回避すべきかを判断するためのアルゴリズムである．AAAは図5に示した5つの質問に対して答えることで麻酔管理と導入方法を判断することができる．普段から行っている思考過程を整理して示したものである．AAAは麻酔管理を行う前の気道管理方法を選択する判断基準を示したものであり, 本稿で紹介したASA-DAA・DASガイドライン・CAFG推奨への入り口といえる．SGAが全身麻酔の標準手技としての地位を確立したことから, 今後の検討事項として, 図5の①と②の間に「SGAによる麻酔管理は不可能」という選択肢を入れることも考慮すべきかもしれない．

第2章 DAMガイドライン

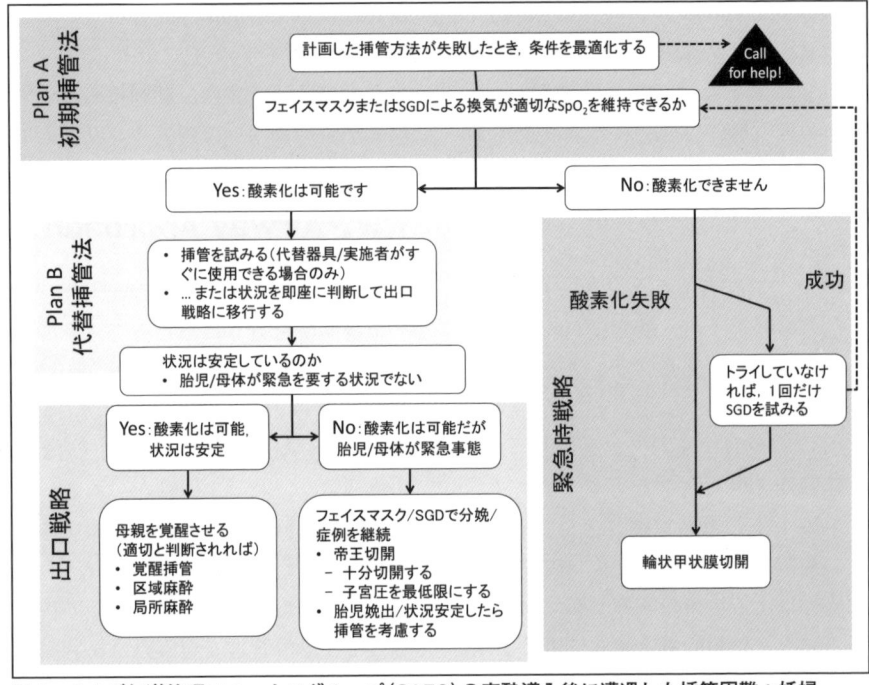

図4 カナダ気道管理フォーカスグループ(CAFG)の麻酔導入後に遭遇した挿管困難：妊婦
SGD：supraglottic airway device 〔文献6)より作成〕

V. 欧米のガイドラインの対比と批判

　ASA-DAAは「複雑で覚えられない」、「手段や器具の選択肢が多すぎる」、「具体的な器具の記載がない」などの批判がある．ASA-DAA 1993以降、器具や技術の進歩と最新の知見に対応するため2度改訂されているが、定義の変化や選択肢の変更のみで基本構造はほとんど変わっていない．また、DASガイドラインやCAFG推奨もASA-DAAの一部としてほぼ含まれている．このようなことからASA-DAAは困難気道に対する普遍的な考え方を示したものであろう．

　DASガイドラインはSGAが適応外となる全身麻酔管理症例を対象としたものであるが、CAFGの推奨はDASガイドラインをもとにSGAによる麻酔管理も選択肢に加え、最近の器具や新しい知見を考慮して改訂を行ったも

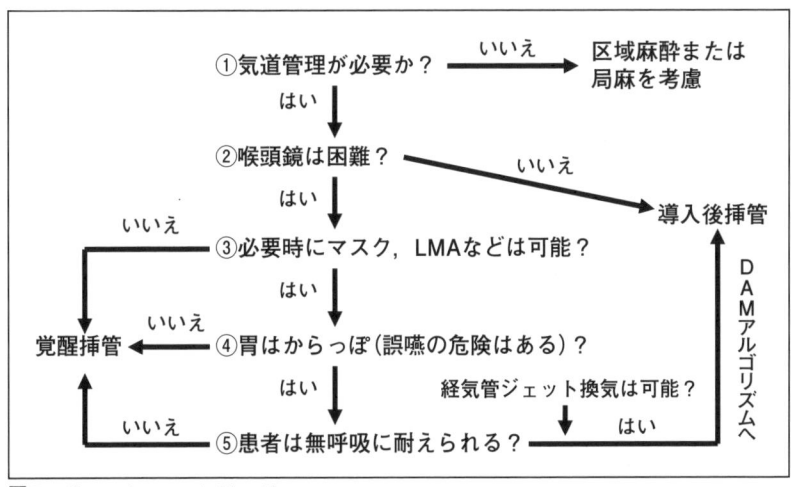

```
                                     いいえ      区域麻酔または
        ①気道管理が必要か？ ─────→   局麻を考慮
             │はい
             ▼                 いいえ
        ②喉頭鏡は困難？ ──────────────────→ 導入後挿管
             │はい                                    ▲
    いいえ   ▼                                        │D
   ┌────── ③必要時にマスク，LMAなどは可能？           │A
   │         │はい                                    │M
   │   いいえ▼                                        │ア
覚醒挿管 ←── ④胃はからっぽ（誤嚥の危険はある）？       │ル
   ▲         │はい          経気管ジェット換気は可能？│ゴ
   │ いいえ  ▼                              │はい     │リ
   └────── ⑤患者は無呼吸に耐えられる？ ─────┘         │ズ
                                                      │ム
                                                      │へ
```

図5　Airway Approach Algorithm

〔文献12）より作成〕

のといえる．ASA-DAAに比べて具体的な記述が多く，アルゴリズムも単純であることから，理解しやすいガイドラインである．

ASA-DAAが換気状態を状況判断の基準の一つとしているのに対して，DASガイドラインとCAFG推奨は酸素化を基準としている．酸素飽和度を指標とした場合，90％以下で急激に低下することから，前述のように危機的状況への対応が遅れる危険があることを忘れてはならない．ASA-DAAにおいては換気不十分・換気不可能に関する明確な定義がない点に注意が必要である．

まとめ

米国・英国・カナダの困難気道管理ガイドラインを紹介した．麻酔の気道管理を行うにあたって，AAAによって管理方法を選択し，CAFG推奨によって具体的な器具や手技に関する最近の知見を学習することをお勧めする．次にCAFGアルゴリズムをASA-DAAに当てはめて困難気道に遭遇したときの思考過程を整理してみてはいかがだろう．これによって，各施設・各麻酔科医が共通の認識で困難気道に対応できるようになると考える．

参考文献

1) Peterson GN, Domino KB, Caplan RA, et al.: Management of the difficult airway: a closed claims analysis. Anesthesiology 103: 33-39, 2005
2) Practice guidelines for management of the difficult airway. A report by the American Society of Anesthesiologists Task Force on Management of the Difficult Airway. Anesthesiology 78: 597-602, 1993
3) American Society of Anesthesiologists Task Force on Management of the Difficult Airway: Practice guidelines for management of the difficult airway: an updated report by the American Society of Anesthesiologists Task Force on Management of the Difficult Airway. Anesthesiology 98: 1269-1277, 2003
4) Apfelbaum JL, Hagberg CA, Caplan RA, et al.: Practice guidelines for management of the difficult airway: an updated report by the American Society of Anesthesiologists Task Force on Management of the Difficult Airway. Anesthesiology 118: 251-270, 2013
5) Henderson JJ, Popat MT, Latto IP, et al.; Difficult Airway Society: Difficult Airway Society guidelines for management of the unanticipated difficult intubation. Anaesthesia 59: 675-694, 2004
6) Law JA, Broemling N, Cooper RM, et al.; Canadian Airway Focus Group: The difficult airway with recommendations for management--part 1--difficult tracheal intubation encountered in an unconscious/induced patient. Can J Anaesth 60: 1089-1118, 2013
7) Lang SA: The airway approach algorithm: practical airway assessment. J Clin Anesth 17: 404, 2005
8) Miller KA, Harkin CP, Bailey PL: Postoperative tracheal extubation. Anesth Analg 80: 149-172, 1995
9) Cooper RM, O'Sullivan E, Popat M, et al.: Difficult Airway Society guidelines for the management of tracheal extubation. Anaesthesia 68: 217, 2013
10) Law JA, Broemling N, Cooper RM, et al.; Canadian Airway Focus Group: The difficult airway with recommendations for management--part 2--the anticipated difficult airway. Can J Anaesth 60: 1119-1138, 2013
11) Crosby ET, Cooper RM, Douglas MJ, et al.: The unanticipated difficult airway with recommendations for management. Can J Anaesth 45: 757-776, 1998
12) Rosenblatt WH: The Airway Approach Algorithm: a decision tree for organizing preoperative airway information. J Clin Anesth 16: 312-316, 2004
13) 駒澤伸泰, 上農喜朗, 五十嵐寛ほか: 困難気道管理に関する診療ガイドライン: 困難気道管理に関する米国麻酔科学会タスクフォースによる改訂情報. 日臨麻会誌 33: 846-871, 2013

2 気道管理アルゴリズムとノンテクニカル・スキルの重要性

北里大学医学部麻酔科学
黒岩政之

現存する気道管理アルゴリズムとしてはさまざまなものが発表されているが，各国の医療事情に沿って内容は若干異なる．また，これらは危機的状況を解決する方策になりうるが，緊急事態発生時の対応にはそれを活用するスキルが求められる．気道管理アルゴリズムをもとにシナリオベースドのトレーニングをすることはアルゴリズムの理解を進めるとともに，リーダーシップのトレーニングにもなる．このリーダーシップこそ，気道緊急発生時のチーム医療を円滑に推進する上で必要なノンテクニカル・スキルであり，チームSTEPPSの4つのコンピテンシーの一つである．

はじめに

医療におけるアルゴリズムは，ある問題を解決するための手順を定式化したものである．したがって気道管理アルゴリズムとは，「気道確保を円滑に行い，困難を回避する，あるいは困難な状況を打開すべきより良い手段を示したもの」といえよう．多くの場合，科学的根拠に基づいた内容で構成されるべきであるが，十分なデータの存在しない分野においては，その領域のスペシャリストたちの意見をもとに作成されることになる(オピニオンベースド)．気道管理アルゴリズムもオピニオンベースドの色調が強く，各国の医療事情などで，網羅する内容や推奨するデバイスなどは異なる．さらにアルゴリズムが複雑化し，選択肢が複数存在するような場合，気道確保困難という混乱の中にあって，そこに居合わせた医療者の考え方が同じ選択肢に向くとは限らない．これらのものを参考にして日々の気道管理および危機管理を行っているわれわれにとって，いくつか留意しなければいけない点がある．

そこで本項では気道管理アルゴリズムに求められる内容，アルゴリズムの活用法および気道確保困難事例でのノンテクニカル・スキルの必要性について述べる．

I．アルゴリズムに求められるもの

1．具体的なシチュエーションを想定

気道確保アルゴリズムといっても状況によって対応は変わる．たとえば頭部外傷の初療では，低酸素血症の発生が脳神経学的予後を悪化させることから，気管挿管が難しい場合，早期に輪状甲状膜切開を実施する必要がある[1),2)]．また，手術麻酔の導入でも，小児と成人では選択できるデバイスや気管挿管する際の推奨する頭位などが異なる（表1）．Canadian Airway Focus Group(CAFG)気道管理アルゴリズムでは，「麻酔導入後患者において遭遇する挿管困難」という具体的な状況設定の中でさらに「通常の患者」と「妊婦」とで対象を分けて表記している（第2章①欧米におけるガイドラインP34参照）．またDAS(Diffcult Airway Society)ガイドラインでは，「予期せぬ挿管困難症例に対するガイドライン」として，通常の麻酔導入のアルゴリズムと「フルストマック」の場合とで対応を分けて記載している．

表1 気道管理アルゴリズムが想定すべき対象

小児
成人
妊婦
緊急手術
フルストマック
外傷傷病者
プレホスピタル
予想された気道確保困難症例
予期せぬ気道確保困難症例

2．シンプルなフローチャート

アルゴリズムは意思決定のプロセスで重要な参考資料となる．特に気道確保における緊急事態では，複数の選択肢からいろいろ試す，という余裕はない．そこで，アルゴリズムにおけるフローは単純化すべきである．また，フローを進める上で意思決定がしやすいような具体的意見や数値を取り入れる．DASガイドラインでは，プランAからプランBに移動する際の条件づけとして「通常の喉頭鏡による喉頭展開は2回まで，4回を超えた喉頭鏡類の挿入は正当化できない」とし[3)]，具体的な数値をもってプランAの終了を示唆している（第2章①欧米におけるガイドラインP32参照）．

3．科学的根拠に基づいたスキルやデバイスの推奨

アルゴリズムでは，可能な限り科学的根拠を有するスキルやデバイスを推

奨することが望ましい．その代表例をいくつか記す．ただし，ビデオ喉頭鏡や声門上デバイスなどは別項（第3章⑥ビデオ喉頭鏡，⑦気管支ファイバースコープ，第4章①エアウェイ・声門上器具）を参照されたい．

＜前酸素化＞

気管挿管前の酸素投与は安全管理上有用である．これを前酸素化というが，顔に密着するマスクを用いて3分間以上100％酸素を投与することが推奨されている[4),5)]．

＜Sniffing position＞

"頭部後屈，頸部屈曲"位にする．この手技によって口腔軸，咽頭軸，喉頭軸を直線上に近づけることができるようになり，喉頭展開による声帯の観察を容易にすることが多い[6)]．

＜BURP＞

喉頭展開時に，甲状軟骨を後方，上方，右方へ強く圧迫（Backward, Upward, Rightward, Pressure）して視野を改善させる方法．Knill[7)]らによって1993年に提唱されたもの．Takahataら[8)]はマッキントッシュ型喉頭鏡を用いて喉頭展開したとき，単なる喉頭の"後方"圧迫法よりもBURPの方がCormack所見は有意に改善したと報告している．

＜ガム・エラスティックブジー＞

エッシュマン気管チューブイントロデューサーはガム・エラスティックブジーとも呼ばれ，マッキントッシュ型喉頭鏡と併用する方法が広く使われている[9)]．その有用性については，喉頭展開でCormack Ⅲ aのとき，スタイレットに比べより効果的である[10)]．また，近年では後述するエアウェイスコープなどのビデオ喉頭鏡と併用することで，さらに挿管困難に有用と報告されている[11)]．

＜レールローディング＞

気管支ファイバーやチューブイントロデューサーが気管に挿入された後，それらをガイドに気管チューブを進めるときに，しばしば喉頭披裂部にぶつかって抵抗がある[12),13)]．その場合は気管チューブを90度反時計回りに回転させる，あるいは180度反時計回りに回転させた後90度戻し進めるといった技術を用いると，被裂部や喉頭蓋などの喉頭組織を通過しやすい[14)]．Makinoら[15)]は「レールが太い」「チューブ内径が細い」「チューブ先端がレールのほうへ向いている」の3つの要因がスムース成功につながるとしている．

Ⅱ．アルゴリズムの活用法 ～シナリオトレーニング～

気道管理アルゴリズムは臨床の現場で用いられるべきものであり，理想論ではない．一方で，手術室の壁に貼り付けておいて，予期せぬ気道確保困難

が発生した際に，そのフローをあわてて確認しても手遅れになる可能性がある．つまり，エビデンスやオピニオンに基づいて作られたアルゴリズムも，そのメインとなるコンセプトや詳細な内容をある程度日頃から把握していなければ，実際，混乱の場で意思決定に役立たない．

しかし気道確保困難が発生する頻度は，すべての臨床医が2〜3年間で十分な経験を積めるほどではない．したがって，高機能シミュレータを用いたシナリオトレーニングなどのオフジョブ・トレーニングが重要であり，その中で気道管理アルゴリズムを体験し，習得していくべきであろう．また，日々の業務の中でも，必ずデブリーフィングを行い，気道管理に関して何がうまくいって，何がうまくいかなかった要因なのかを振り返ることも，アルゴリズムの系統的な考え方を習得する上で重要なプロセスとなる（詳細は第5章DAMの教育とインストラクター制度P142〜参照）．

III. ノンテクニカル・スキルとチームSTEPPS[16]

<ノンテクニカル・スキル>

ノンテクニカル・スキルとは，コミュニケーション能力，リーダーシップ，状況把握力および意思決定力などの総称で，基本的にはチーム医療に必要な個人の能力を指し示す．気管挿管やカニュレーション，気道管理のノウハウなど，どれだけ専門的な知識や技術（テクニカル・スキル）を有していても，それを発揮するタイミングや環境が適切でなければ，技術の持ち腐れとなるからである．そのチームワーク形成のためのツールを系統的に説明し，チーム医療を体系化したものの考え方がチームSTEPPSである．

<リーダーシップ>

リーダーシップはチームを一つにまとめる能力であり，チームSTEPPSの提唱する主要な4つの責務の1つである（図1，表2）．ただしリーダーには二つの種類がある．一つは管理職など「指名されたリーダー」であり，もう一つはその場の状況に応じてリーダーシップを発揮する「状況に応じたリーダー」で，気道確保困難の現場において，われわれはしばしば後者になる必要性が生じる．優れたチームリーダーに求められていることはチームをきっちりとコントロールし，明確な目標を設定し，必要ならメンバーの意見を吸い上げ，積極的にチームワークを推進するなど，つまりはノンテクニカル・スキルにたけていることである（表3）．

チームSTEPPSの概念や詳細なツールに関しては別書を参照していただきたい．ここでは実際の気道確保困難の事例から，具体的なノンテクニカル・

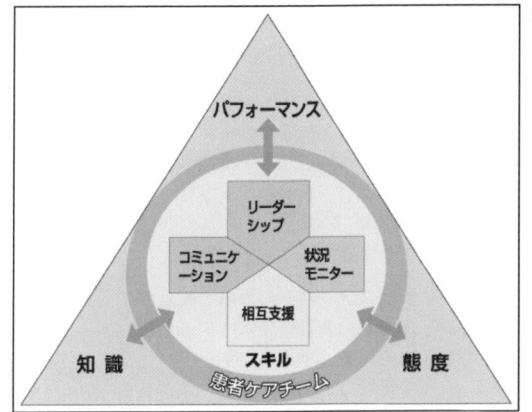

図1 チームSTEPPSのコンセプト
外角にはチームの能力を高める3要素を示し、それによって患者ケアチームが動いていることを表している。中核にはチームメンバーが身につけるべき4つのノンテクニカル・スキルが示されており、これらが相互に作用し、チーム医療が推進されるとしている。
〔文献17)より引用・改変〕

スキルについて提示する．

【事例1：麻酔導入時における気道確保困難症例】

72歳男性．腹腔鏡下幽門側胃切除術のため，全身麻酔が予定された．気道確保困難の危険因子に該当する項目はなく，研修医2年目の医師Aが気道確保を担当することになった．

麻酔科指導医Bとともに急速導入を実施，マスク換気は容易であった．しかしAが喉頭展開を行ったところCormack Ⅲbだったため，看護師CがBURPしたがCormack Ⅱb～Ⅲaで食道挿管になった．そこで指導医Bが交代し喉頭展開したが，やはりⅢa（BURPあり）で，Bはガム・エラスティックブジー（GEB）を使用．GEBを声門方向に進めたが，先端がどこかに当たって進まなかった．Bは喉頭展開の中断を宣言し，マスク換気を再開した（初期プランの失敗）．

Bはマスク換気は可能で，酸素化は十分に維持できていることをメンバー（研修医1名および担当看護師2名）と確認．次にマッキントッシュ型喉頭鏡による気管挿管の断念とマックグラスMACによる喉頭展開を実施する旨を伝達し，看護師DがマックグラスMACとスタイレットを準備．Bが再び喉頭展開したが，分泌物が多く視野不良で，ようやく見えた所見はCormack Ⅱa（BURPあり）だったが，チューブが声帯より先に進まず，Bは喉頭展開の中断を宣言（二次プランの中断）．

Bはマスク換気で酸素化の維持を行いながらメンバー全員と現在までの状

表2 チームSTEPPSにおける4つの身につけるべきスキル(コンピテンシー)

チームワーク　コンピテンシー	行動とスキル
リーダーシップ： 指示や調整，作業の割当て，チームメンバーの動機付け，リソースのやり繰りを行い，チームのパフォーマンスが最適になるように促進する能力	チームメンバーの役割を明確にする．期待されるパフォーマンスを示す．チームのイベント(ブリーフィング，ハドル，デブリーフィング等)を行う．チームの問題解決を促進する．
状況モニター： チームの置かれている状況・環境に対して共通の理解を発展させ，適切な戦略を用いてチームメイトのパフォーマンスを正しくモニターし，共通のメンタルモデルを維持する能力	チームメンバーの行動を相互モニターし，お互いのニーズを予想し推測する．早めにフィードバックを行い，チームメンバーが自分自身で修正することができる．セイフティーネットを構築する．お互いを気にかける．
相互支援： 正確な認識によって，他のチームメンバーのニーズを予想し，作業量が多い時や，プレッシャーを強いられている時に，作業を委譲してバランスを保つ能力	活用できるチームメンバーに責任を委譲することより作業配分の不具合を修正する．建設的及び評価的なフィードバックを受けたり与えたりする．対立を解決する．患者擁護や主張を行う．
コミュニケーション： 手段に関係なく，チームメンバー間で情報を効果的に交換する能力	定型化されたコミュニケーション技術により，重要な情報を伝える．伝えられた情報が理解されていることを，追加確認と承認を通して確かめる．

〔文献17)より引用・改変〕

況，喉頭展開時における問題点を確認．看護師Cは，他の麻酔科医に気道確保困難の発生を連絡し，応援を要請してはどうかと言う．分泌物が多い問題に関しては，麻酔深度を深め，研修医A に吸引カテーテルを14Frにサイズアップして持続的に吸引させることとした．この結果，Bは応援要請を実施．方針としては，Cormack IIaなので，もう一回だけ同じ方法で喉頭展開し，

表3　問題発生時のリーダーシップ・テクニック

ブリーフィング：事前に目的や役割を確認
ハドル：必要があれば途中協議を実施．問題点や対策を確認
デブリーフィング：事後にプロセスや結果を評価

〔文献18)を参考に作成〕

チューブ先端が声門で当たって進まない場合はBURPを少し解除する，という方法をメンバーと確認．さらにこの方法で不可能であった場合は，SGAを挿入し，換気可能ならそこから気管支ファイバーで気管挿管するバックアッププランを宣言し，応援要請で駆けつけた麻酔科医EとFに気管支ファイバーの準備と気道緊急カートを要請した．

このシナリオでは，予期せぬ気道確保困難症例の気道管理アルゴリズムを進める中で，麻酔科医Bがリーダーで研修医Aと看護師C，Dがメンバーとなる緊急チームが形成され，各プランの失敗時にそれぞれ緊急のハドル(途中協議)を実施し，状況認識を共有している．また，「応援を要請する」という行為の欠落をメンバーが気づき，リーダーがそれを実施．またハドルの中で，解決できる問題点とこの後の医療行為の内容を共有し，それぞれの役割を明確にしている(図2, 表3)．このように，メンバーにメンタルモデルを共有させ，役割分担の明確化や，懸念材料の存在の有無などを引き出すことも，重要なリーダーシップであり，それを遂行するのにはノンテクニカル・スキルが必要不可欠である．

【事例2：抜管後の緊急気道確保】

日齢2の男児．十二指腸閉鎖のため全身麻酔(ミダゾラム＋フェンタニルで導入，セボフルラン＋フェンタニルで維持)下にニッセン手術を行った．麻酔担当の後期研修医Aは手術終了後にセボフルラン投与を中止し，自発呼吸および体動が出現したところで麻酔科専門医Bが立会いのもとに抜管．

酸素を投与しながら経過観察していたところ，急激に酸素飽和度が90％以下に低下．麻酔担当研修医Aがマスク換気を行い，一度は酸素飽和度が100％まで上昇したが，その5分後に再度，酸素飽和度の低下を認めたため，看護師が自分の判断で緊急コールを実施，麻酔科医Bがマスク換気を試みたがバッグが硬く，換気困難を認めた．酸素飽和度88～90％が継続，脈拍は190回/分．現場は騒然とし，混乱した状況であった．

コールで駆けつけた麻酔科指導医Cは麻酔科医Bから状況報告を受け，マスク換気を代わってみたところバッグ

第2章 DAMガイドライン

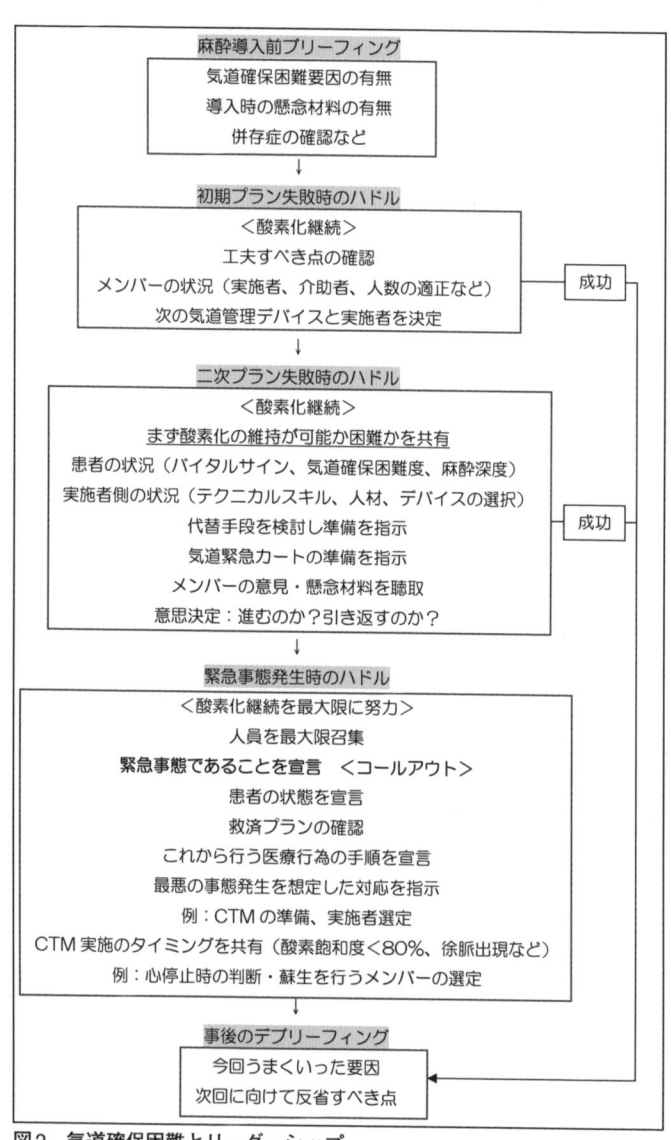

```
麻酔導入前ブリーフィング
┌─────────────────────────┐
│ 気道確保困難要因の有無      │
│ 導入時の懸念材料の有無      │
│ 併存症の確認など           │
└─────────────────────────┘
            ↓
初期プラン失敗時のハドル
┌─────────────────────────┐
│ 〈酸素化継続〉                │
│ 工夫すべき点の確認          │
│ メンバーの状況(実施者、介助者、人数の適正など) │ → 成功
│ 次の気道管理デバイスと実施者を決定 │
└─────────────────────────┘
            ↓
二次プラン失敗時のハドル
┌─────────────────────────┐
│ 〈酸素化継続〉                              │
│ まず酸素化の維持が可能か困難かを共有          │
│ 患者の状況(バイタルサイン、気道確保困難度、麻酔深度) │
│ 実施者側の状況(テクニカルスキル、人材、デバイスの選択) │ → 成功
│ 代替手段を検討し準備を指示                   │
│ 気道緊急カートの準備を指示                   │
│ メンバーの意見・懸念材料を聴取               │
│ 意思決定:進むのか?引き返すのか?            │
└─────────────────────────┘
            ↓
緊急事態発生時のハドル
┌─────────────────────────────────┐
│ 〈酸素化継続を最大限に努力〉                      │
│ 人員を最大限召集                                │
│ **緊急事態であることを宣言** 〈コールアウト〉     │
│ 患者の状態を宣言                                │
│ 救済プランの確認                                │
│ これから行う医療行為の手順を宣言                  │
│ 最悪の事態発生を想定した対応を指示                │
│ 例:CTMの準備、実施者選定                        │
│ CTM実施のタイミングを共有(酸素飽和度<80%、徐脈出現など) │
│ 例:心停止時の判断・蘇生を行うメンバーの選定        │
└─────────────────────────────────┘
            ↓
事後のデブリーフィング
┌─────────────────────────┐
│ 今回うまくいった要因        │
│ 次回に向けて反省すべき点    │
└─────────────────────────┘
```

図2 気道確保困難とリーダーシップ

〔文献17),18)を参考に作成〕

抵抗が強く，喉頭閉鎖による換気不能を強く疑うと判断し，周囲にいたメンバー(麻酔科医4名，研修医3名，看護師3名，外科医2名)にその旨を伝達．以下のことを行った．
　①SGAは使用せず，ただちに筋弛緩薬投与と再挿菅実施を宣言．
　②筋弛緩薬と鎮静薬の投与を麻酔科医Bに指示．
　③前回の気管挿管時の情報を麻酔科医Aに口頭で確認し，手術の際に使用した気管チューブと同サイズの準備を看護師Dに指示．
　④心拍数が60回/分以下になった時点で胸骨圧迫(3:1)をする役割に外科医Eを任命し，麻酔科医Fにはアトロピンの準備を指示．

　上記指示と伝達の終了後，ただちにCが再挿管のための喉頭展開を行ったところ，数十秒後には酸素飽和度が急激に低下．やがて顔面チアノーゼも出現し，心拍数も急激に徐脈になったため，Eが胸骨圧迫を開始，Fがアトロピンの投与を行った．胸骨圧迫実施後，徐々にマスク換気で胸郭挙上が確認され，アトロピンの効果もあって，心拍数は160回/分に回復．チアノーゼは遷延したが，酸素飽和度を含め，十分な生命兆候が得られるまでになった．その後，マスク換気で酸素化を安定化してから，気管挿管は問題なく実施され，PICUに収容．後日，抜管され，神経学的に問題なく退院した．

　デブリーフィングでは，以下のことが考察された．
　①抜管後の最初の酸素飽和度の低下は麻酔薬残存による呼吸抑制によるもの
　②二度目のエピソードは，その後の口腔内分泌物による喉頭刺激から，声門閉鎖反射を引き起こした可能性
　③リカバリーできた理由として，筋弛緩薬投与による声門開大，あるいは胸骨圧迫による肺内から肺外への気流の発生がそれを解除した可能性

　緊急気道確保における状況でリーダーシップを実施する際，患者やメンバーの状況を把握し(状況モニター)，緊急で起こっている事象やこれから予測される事態などのイメージを共有する必要がある(メンタルモデルの共有)．
　この症例では緊急事態でリーダーシップの存在しない混乱した現場に，緊急コールで人を集めた結果，麻酔科医Cが状況的リーダーとなっている．このような状況では，メンバーがメンタルモデルを共有することで，危機的状況から速やかに脱却できるよう，チームを動かす必要がある．そこで必要なスキルがハドルである．その中でメンバーの役割を明確にする．危機的状況

とその後のリカバリープランを全員に宣言するコールアウトも重要である．後日，デブリーフィングを行い，関係者へのフィードバック，コーチングを行うことも今後における緊急事態の予防，対策として重要である．

おわりに

以上のように，気道確保の現場において，気道管理アルゴリズムを推進していく上で，アルゴリズムに求められるもの，アルゴリズムの活用例およびノンテクニカル・スキルによる気道管理について記述した．緊急気道確保は正確な判断とスキルのほかに，チームワークを推進する力が必要で，DAMにおけるシナリオトレーニングやOSCEなどは，リーダー役がはっきりしていて，自分の考えやこれから必要とする医療行為を口に出しながら行うため，リーダーシップを発揮するためのノンテクニカル・スキルトレーニングとしても優れている．

参考文献

1) Bouma GJ, Muizelaar JP, Choi SC, et al.：Cerebral circulation and metabolism after severe traumatic brain injury：the elusive role of ischemia. J Neurosurg 75：685-693, 1991
2) Robertson CS, Contant CF, Gokaslan ZL, et al.：Cerebral blood flow, arteriovenous oxygen difference, and outcome in head injured patients. J Neurol Neurosurg Psychiatry 55：594-603, 1992
3) Henderson JJ, Popat MT, Latto IP, et al.：Difficult Airway Society guidelines for management of the unanticipated difficult intubation. Anaesthesia 59：675-694, 2004
4) McGowan P, Skinner A：Preoxygenation：the importance of a good face mask seal. Br J Anaesth 75：777-778, 1995
5) Berthoud M, Read DH, Norman J：Preoxygenation—how long? Anaesthesia 38：96-102, 1983
6) Adnet F, Borron SW, Dumas JL, et al.：Study of the "sniffing position" by magnetic resonance imaging. Anesthesiology 94：83-86, 2001
7) Knill RL：Difficult laryngoscopy made easy with a "BURP". Can J Anaesth 40：279-282, 1993
8) Takahata O, Kubota M, Mamiya K, et al.：The efficacy of the "BURP" maneuver during a difficult laryngoscopy. Anesth Analg 84：419-421, 1997
9) Morris J, Cook TM：Rapid sequence induction：a national survey of practice. Anaesthesia 56：1090-1097, 2001
10) Gataure PS, Vaughan RS, Latto IP：Simulated difficult intubation. Comparison of the gum elastic bougie and the stylet. Anaesthesia 51：935-938, 1996
11) Ueshima H, Asai T, Shingu K, et al.：Use of a gum elastic bougie for tracheal intubation with Pentax-AWS airway scope. Masui 57：82-84, 2008
12) Ovassapian A, Yelich SJ, Dykes MHM, et al.：Fiberoptic nasotracheal intubation：incidence and causes of failure. Anesth Analg 62：692-695, 1983
13) Dellinger RP：Fiberoptic bronchoscopy in adult airway management. Crit Care

Med 18：882-887, 1990
14) Dogra S, Falconer R, Latto IP：Successful difficult intubation：tracheal tube placement over a gum-elastic bougie. Anaesthesia 45：774-776, 1990
15) Makino H, Katoh T, Kobayashi S, et al.：The effects of tracheal tube tip design and tube thickness on laryngeal pass ability during oral tube exchange with an introducer. Anesth Analg 97：285-288, 2003
16) 種田憲一郎：チームSTEPPS 日本の医療施設でどう応用するか？ チームとしてのよりよいパフォーマンスと患者安全を高めるためのツールと戦略. 医療安全 7：38-44, 2010
17) 種田憲一郎：なぜチームトレーニングが必要か：チームSTEPPSの開発と普及. Medical forum CHUGAI 16：2-13, 2012
18) 種田憲一郎：チームトレーニングで何を学ぶのか（前編）：チームSTEPPSの提唱するチームワーク・コンピテンシー（実践能力）―リーダーシップ，状況モニター. Medical forum CHUGAI 16：2-19, 2012

麻酔科医に必要な気道確保のポイントと教育

第3章

麻酔と気道確保

術前気道評価と麻酔法の選択

紀南病院麻酔科
中川雅史

> 術前気道評価は，安全な麻酔計画のために必須である．困難気道の定義の変更に合わせて，マスク，声門上気道，喉頭鏡，侵襲的気道確保それぞれの困難度を評価する必要がある．また，麻酔計画を立てるためには，誤嚥と無呼吸耐性に関しても評価する必要がある．麻酔方法の選択には，Airway Approach Algorithmを紹介した．多くの場合，この方法で対応可能である．例外は，非協力的な患者で，覚醒挿管ができないので，CVCIに対する万全の対策(double setup airway intervention)をとって麻酔をする必要がある．

はじめに

Fourth National Audit Project (NAP4)の報告によると，院内における重大な気道事故の原因は，気道確保困難患者であることの評価不足，そのような患者に対する気道確保計画が不十分であること，問題発生時の上級医コンサルト体制および使用機材の準備不足，問題発生の認識の遅れなどが関与しているとされている[1]．つまり，術前気道評価とそれに応じた麻酔法の選択が，気道管理の安全性向上のための第一歩である．

米国麻酔科学会(American Society of Anesthesiologists：ASA) のDAMガイドラインが2013年に改訂された[2]．その中で声門上気道器具(supraglottic airway：SGA)の重要度が非常に上がっている．それを受け，困難気道の定義にSGA換気困難，SGA留置困難が加わった．術前気道評価は，困難気道の定義に従って行う必要がある．また，麻酔法の選択に誤嚥のリスク評価，無呼吸耐性時間も重要なので，それもあわせて解説したい．

I. 術前気道評価

1. マスク換気困難

咽頭腔は，嚥下時に完全閉塞する機能を持っており，麻酔導入，意識低下により程度の差はあれ，誰もが，上気道閉塞をきたし，用手的気道確保が必要となる．また，しばしば呼吸も止まるのでマスクによる換気が必要になる．これに対応するため，マスク換気は，麻酔科に限らず，すべての医者にとって，必須手技である．

マスク換気が困難になる理由は，閉塞した上気道を用手的に十分開放できないことが原因である．肥満，無呼吸の既往，下顎突出制限などは，そのことを予測する因子である．もう一つの理由は，マスクフィットが不良のため換気が不能になることで，マスク換気困難の半数以上がこれに関与している[3]．総義歯，ひげは，このことを予測する因子である．その他，男性，55歳以降などがリスクとしてあげられている(表1)[4,5]．

評価方法の代表として，M-O-A-N-S法を紹介する[6]．M(mask seal)：マスクフィットに関連する因子を評価する．O(obese)：肥満の評価をする．肥満は，気道確保に不利なだけでなく，胸郭のコンプライアンス低下にも関与するので，評価は重要である．A(age)：年齢は，理由はよくわからないが，中年以降マスク換気が困難になる．N(no teeth)：歯がないことは，マスクフィットに不利である．S(snores or stiff)：いびきは，気道確保困難のリスクであり，胸郭のコンプライアンス低下は，換気のために気道内圧を上げる必要があり，マスク換気に不利である．また，下顎下部の皮膚が放射線療法や熱傷などで瘢痕化している場合も，下顎の可動性に制限が生じ，気道確保が困難になりやすい．

2. 声門上気道器具(SGA)換気困難

ASAの新しいガイドラインでは，挿管が不能で，マスク換気が不十分である場合(emergency pathway)，SGAを試すようになっている[2]．そのため，麻酔計画を立てる時点で，SGA換気困難かどうかの評価を行うことは必須である．換気困難の報告は少ないが，表1にあるような項目がリスクとされている．

評価方法の代表として，R-O-D-S法を紹介する[6]．R(restricted mouth opening)：開口制限のある患者には使用しにくい．しかし，1横指も開口できれば，無理にでもカフの部分は，口腔に挿入できる．口腔内に挿入できれば，声門上にデバイスを持っていくことが可能になることもある．O(obstruction)：声門下に狭窄，閉塞がある場合は，使用不可能である．マスク換気不能時のECMOなど別の方策を

第3章 麻酔と気道確保

表1 困難気道リスク術前評価

評価項目	マスク換気困難	SGA換気困難	喉頭鏡使用困難	輪状甲状膜穿刺・切開困難
男性	○	○		
女性				○
年齢(55 or 57歳以上)	○			
年齢(8歳以下)				○
肥満(BMI > 26 or 30)	○	○		○
いびき,無呼吸の既往	○			
ひげ	○			
総義歯,それに近い欠損歯牙状態	○	○		
開口制限(3横指以下)		○	○	
狭小歯列			○	
Mallampati分類 3または4	○		○	
下顎突出制限			○	
オトガイ甲状軟骨距離(3横指以下)	○		○	
下顎下部の可動性低下			○	
頸部脊椎の可動制限,固定		○		○
頸部伸展制限			○	
頸部放射線治療後	○			○
声門上または,周囲の異常		○		
声門,声門下部の形態異常		○		
頸部周囲径増大	○		○	○
頸部前面の感染,血腫,腫瘍,外傷など				○
輪状軟骨圧迫(セリック法)実施	○	○	○	

〔文献4),5)を参考に作成〕

考えておく必要がある.D(disrupted or distorted airway):マスクがシールする舌根,声門周囲が正常である必要がある.S(stiff lung or cervical spine):胸郭,肺コンプライアンス低下により,換気に高い気道内圧が必要な場合は使用しにくい.しかし,SGAには,胃管を留置できるタイプがあり,胃内にガスがリークするような高い気道内圧であっても,胃管でガスを抜きながら換気ができるので,マスクを使って高圧で換気するよりも有利である.

3. 喉頭鏡使用困難

喉頭鏡使用困難には,声帯部が十分に直視できない喉頭展開困難,喉頭展開ができていても気管チューブの挿入が難しい気管挿管困難,気管挿管失敗の3つのパターンがあるが,主に検討されているのは,マッキントッシュ型喉頭鏡による喉頭展開困難である.

表1にその困難のリスク因子を整理してある．

評価方法の代表として，L-E-M-O-N法を紹介する[6]．L(look externally)：表1にある外形的な特徴を観察評価する．E(evaluate 3-3-2)：下顎以下の大きさ，可動性を評価する．開口が3横指，頤舌骨距離が3横指，舌骨甲状軟骨距離が2横指以下の場合，喉頭展開が難しいことがある．また，下顎の大きさ，可動性を評価するものとして，ULBT(Upper Lip Bite Test)というものもある[7]．M(Mallampati)：座位でできるだけ開口し，舌と口蓋垂の位置関係を評価する．これ単独では，リスク評価としては不十分なので他の項目と合わせて使用する．O(obstruction)：上気道部分や気管チューブ通過部位に狭窄，閉塞がないか評価する．N(neck mobility)：頸椎の可動性評価，前屈で下顎が胸に着くか，ペンシルテストで前額部に鉛筆を置いても落ちないか評価する．

また，喉頭展開困難をきたしやすい先天性疾患や病態を表2[4]にまとめた．

これらの評価により決定した麻酔計画が，導入直前に行う経鼻内視鏡的気道評価によって26％の症例で，計画変更(覚醒挿管から麻酔導入後挿管へ，またはその逆も)が行われたとの報告がある[8]．不必要な覚醒挿管を減らす方法になるかもしれない．

今回のASAガイドラインの改訂で，ビデオ補助付き喉頭鏡が取り上げられるようになった．種類が多く，歴史も浅いためこれらの使用困難に関しての報告は少ないが，Glidescopeに関しての報告がある[5]．頸部の解剖学的異常，下顎の可動性制限などマッキントッシュ型喉頭鏡と重なるリスクが報告されている．今後，ビデオ補助付きの喉頭鏡の使用困難の検討が進むと思われる．

4．輪状甲状膜穿刺困難

換気も，挿管もできない状態(CVCI：can't ventilate, can't intubate)になったときに，侵襲的気道確保を選択するのは，ガイドラインが改訂されても変わることはなかった．最悪の状態に対応するために，穿刺困難な患者を明らかにしておくことは重要である．穿刺困難のリスクは，表1にまとめているが，輪状甲状膜が触知不能になる状況が困難であるということである．

評価方法の代表として，S-H-O-R-T法を紹介する[6]．S(surgery/disrupted airway)：外科的に変形した気道の場合，気道が触知しにくくなる．H(hematoma or infection)：輪状甲状膜穿刺，切開するあたりに血腫，感染があると穿刺，切開が困難になる．O(obese/access problem)：肥満その他により輪状甲状膜穿刺，切開する部位へのアクセスが困難な症例．R(radia-

表2 喉頭展開困難に関連した症候群・病態

症候群	問題点
21 trisomy (Down synd.)	巨舌，小口で喉頭展開困難，声門下径が小さい，喉頭痙攣を起こしやすい
Goldenhar synd.（眼耳-椎骨異常）	下顎低形成，頸椎異常のため喉頭展開が困難
Klippel-Feil synd.	頸椎癒合による頸部拘縮
Pierre-Robin synd.	巨舌，小口，下顎骨異常
Treacher-Collins synd.（下顎顔面骨無形成）	喉頭展開困難
Turner synd.	挿管困難の可能性が高い
病態	
感染性喉頭蓋炎	喉頭展開により閉塞が増悪
口腔・咽頭周辺の膿瘍	気道の変形・圧排により換気・挿管困難
クループ・気管支炎・肺炎（最近または現在）	気道の過敏性亢進．咳・喉頭痙攣・気管支痙攣をきたしやすい
乳頭腫	気道閉塞
破傷風	開口障害で経口挿管は不可能
異物	気道閉塞
頸椎損傷	頸部操作で脊髄を損傷する可能性
頭蓋底骨折	経鼻挿管で頭蓋内チューブ留置の可能性
上顎骨，下顎骨の損傷	気道閉塞，マスク困難，挿管困難．両方の損傷では，輪状甲状膜穿刺も
喉頭外傷	手技中に気道閉塞が悪化する可能性 気管チューブを喉頭外に誤挿入．損傷を悪化することも
喉頭浮腫	気道の過敏性，喉頭入口部の狭小化
軟部組織・頸部損傷	解剖学的変形，気道閉塞
咽頭・喉頭腫瘍	物理的気道閉塞によるチューブ通過不能
気管・気管支・縦隔腫瘍	気管挿管でも閉塞が解除しない．鎮静で気道閉塞
放射線療法	線維化で可動性低下，喉頭展開困難
関節リウマチ	下顎低形成，顎関節炎，頸椎硬直，喉頭の回旋，輪状甲状関節炎により挿管困難
強直性脊椎炎	頸椎癒合のため喉頭展開できない
顎関節症候群	高度の開口障害
強皮症	開口障害・マスク換気障害
サルコイドーシス	リンパ組織による気道閉塞
血管浮腫	腫脹による閉塞で換気・挿管困難
先端肥大症	巨舌，骨肥大
糖尿病	環椎後頭関節の可動性低下，喉頭展開困難
甲状腺機能低下	巨舌と粘液水腫のため，換気・挿管困難
甲状腺腫	気道圧迫
肥満	意識消失による上気道閉塞，マスク換気困難．FRC低下による低酸素

〔文献4）より作成〕

表3 誤嚥のリスク因子

- 高齢者
- 意識障害
- 胃内圧上昇
- 胃酸産生過多(胃潰瘍，胃炎，食道炎)
- 胃腸の運動低下(便秘，妊娠，肥満，糖尿病，腎不全，電解質異常)
- 近々の経口摂取
- 食道下部括約筋機能障害(裂孔ヘルニア，胃食道逆流)
- 神経筋運動失調
- 胃管留置

〔文献4)より引用〕

tion)：放射線療法により組織が変性し，手技が難しくなりうる．T(tumor)：輪状甲状膜穿刺，切開する部位に腫瘍があると手技が難しくなる．

Ⅱ．誤嚥のリスク評価

気道確保の困難ではないが，気道確保計画を立てる上で，誤嚥のリスクの有無は重要なので，麻酔計画を立てる時点で十分評価する必要がある．誤嚥のリスクは，**表3**にまとめている[4]．

Ⅲ．無呼吸耐性時間

気道確保を行う場合，マスクを外して，SGA，気管チューブが挿入され，呼吸を開始するまでは，当然無呼吸になっている．この無呼吸への耐性時間を規定するのが，体内にある酸素量と酸素消費量である．

マスクを外した時点で，肺は，機能的残気量(FRC)の位置になる．FRCは，肥満，妊婦，腹部膨満，高齢などいろいろな原因で減少する．酸素消費量は，肥満，妊婦，感染(特に発熱)，若年者，スキサメトニウム，低体温のシバリングなどで増加する．

十分な前酸素化(3分間の100％酸素，6L/分のマスク投与)を行った場合の無呼吸耐性時間は，おおむね，健常の新生児で1分，児童2分，成人5分であるので，上記の病態を持つ場合は，それ以下に短縮する．

Ⅳ．麻酔法の選択

1. Airway Approach Alogorithm (AAA)

麻酔法を選択するためのアルゴリズムにAirway Approach Alogorithm (AAA)がある(P37 第2章① 欧米におけるガイドライン **図5**)[9]．AAAに沿って，麻酔法を考えてみたい．

AAAでは，第1に気道管理の必要性を検討する．局所麻酔，区域麻酔，最近では神経ブロック(エコーガイド下に正確に行えるようになっている)などで実施可能な手術の場合，気道管理は必要でない．しかし，それらの麻酔法で開始したとしても，麻酔域が不十分で全身麻酔に移行せざるを得ないことも少なくない．そのため，ASAのアルゴリズムでは，マスク換気が問題とならない場合にそれら麻酔法は考

慮に入れてもよいと脚注に記載されている[2]．

気道管理が必要な場合，次に，喉頭鏡使用が困難かどうかを前述したリスク評価に沿って検討する．喉頭鏡使用困難を示す所見がなければ，麻酔導入後に挿管することになる．この場合の麻酔法の選択は，慣れた方法を選べばよい．しかし，喉頭鏡使用困難を示す所見がなくても1％くらいには，喉頭鏡使用困難症例が存在する．喉頭鏡使用困難の評価は，甘めにとらえて，疑わしきは困難と判断する方が安全である．

第3に喉頭鏡で挿管できなかった場合に備え，マスク換気，ラリンジアルマスクを含めたSGAの使用可能性を検討する．第4に誤嚥のリスクを検討し，第5に無呼吸耐性に関して検討する．これら3つの質問のどれかに「いいえ」があれば覚醒挿管を選択する．すべて「はい」なら，さらに緊急時の経気管ジェット換気（図では，経気管ジェット換気になっているが，侵襲的気道確保ができるかを検討すればよい）が実施可能かを検討し，DAMアルゴリズムに沿って導入後挿管を選択する．

覚醒挿管の方法は，慣れた方法を選択すればよい．どんな方法でも，予定外に自発呼吸停止，気道閉塞をきたす可能性はゼロにはできないことを忘れないようにしてほしい．

2. Double setup airway intervention

困難気道が予測されても，協力が得られない患者の場合，麻酔導入後挿管を選択するしか方法はない．この場合，導入後のCVCIに対する方策としてDouble setup airway intervention[5]が推奨されている．これは，CVCIに陥ったときにすぐに外科的気道を確立できるように，道具とそれを使いこなせるスタッフを横に準備して麻酔導入を行いましょうということである．

おわりに

安全な麻酔計画にとって，術前気道評価の重要性は，議論の余地はない．しかし，個々の指標の陽性的中度や陰性的中度は，必ずしも高くない．そのため，予期できない困難気道が存在する．

困難気道を予測した場合は，複数の安全策を講じた上での麻酔計画を立てる．また，予測していない困難気道の場合にも迅速に対処できるよう，日々，訓練をしておくことが大切である．

参考文献

1) Cook TM, Woodall N, Harper J, et al.: Major complications of airway management in the UK: results of the Fourth National Audit Project of the Royal College of Anaesthetists and the Difficult Airway Society. Part 2: intensive care

and emergency departments. Br J Anaesth 106 : 632-642, 2011
2) Apfelbaum JL, Hagberg CA, Caplan RA, et al. ; American Society of Anesthesiologists Task Force on Management of the Difficult Airway : Practice guidelines for management of the difficult airway : an updated report by the American Society of Anesthesiologists Task Force on Management of the Difficult Airway. Anesthesiology 118 : 251-270, 2013
3) Langeron O, Masso E, Huraux C, et al. : Prediction of difficult mask ventilation. Anesthesiology 92 : 1229-1236, 2000
4) 中川雅史：総論，Difficult Airway Management―気道管理スキルアップ講座―．中川雅史，上農喜朗編．克誠堂出版，東京，2010，1-28
5) Law JA, Broemling N, Cooper RM, et al. : The difficult airway with recommendations for management--part 2-- the anticipated difficult airway. Can J Anaesth 60 : 1119-1138, 2013
6) Murphy MF, Doyle J : Airway evaluation, Management of the Difficult and Failed Airway. Hung O, Murphy MF. McGraw-Hill Companies, New York, 2008, 3-14
7) Khan ZH, Kashfi A, Ebrahimkhani E : A comparison of the upper lip bite test (a simple new technique) with modified Mallampati classification in predicting difficulty in endotracheal intubation : a prospective blinded study. Anesth Analg 96 : 595-599, 2003
8) Rosenblatt W, Ianus AI, Sukhupragarn W, et al. : Preoperative endoscopic airway examination (PEAE) provides superior airway information and may reduce the use of unnecessary awake intubation. Anesth Analg 112 : 602-607, 2011
9) Rosenblatt WH : The Airway Approach Algorithm : a decision tree for organizing preoperative airway information. J Clin Anesth 16 : 312-316, 2004

第3章 麻酔と気道確保

2

麻酔導入後の気道確保

浜松医科大学医学部臨床医学教育学講座
五十嵐 寛

麻酔導入後に気道確保困難に遭遇する場合，的確な診断と迅速な対応が必要となる．そのためには，日頃から気道確保困難に対する麻酔科医自身の気道確保困難を意識した日常診療でのトレーニングとまれな事態に対するシミュレーショントレーニングに努めることと同時に，スタッフ教育や物品管理を含む組織改革を医療安全対策の一環として取り組むべきである．

はじめに

本稿では，麻酔導入前に立てた気道管理計画で，意識下での気道確保(気管挿管，気管切開など)を選択せず，麻酔導入後に麻酔維持のための気道管理に移行する状況，すなわち術前評価で気道管理に少なくとも大きな問題がないと判断されたか，問題があって意識下気道確保の適応であっても，なんらかの理由で患者の協力が得られず，やむを得ず全身麻酔を導入する状況を想定する．

また，以下の状況が対応できる施設であることを前提とする．

1. 経口もしくは経鼻エアウェイ，いずれかの声門上器具(supraglottic airways：SGA)が必要時直ちに使える状態(全手術室内に常備されている)であること
2. DAMセットやDAMカート(挿管困難症例用器具一式：侵襲的気道確保用具を含む)が緊急時直ちに現場に届く状況であること

各種SGAやDAMセットの内容・各器具の使用方法，侵襲的気道確保法などの詳細に関しては第4章に譲る．また，内容は他稿と一部重なることをお許しいただきたい．

I．すべての基本はBVM換気

麻酔導入後の気道管理は，bag valve

mask(BVM)による人工呼吸が基本である．気管挿管を行うことを前提としたrapid sequence induction(RSI)：迅速導入(日本国内で俗にいうクラッシュインダクション)のときだけはBVM換気を行わないが，迅速導入で気管挿管に失敗した場合は，輪状軟骨圧迫を維持したまま気道内圧を過度に増加させないようにして，結局はBVM換気を行うことになる．BVM換気を行うのは気管挿管やSGAなどの気道管理器具を挿入するまでの一時的な場合が多いが，言うまでもなく最も基本的かつ重要な手技である．

BVM換気さえ十分にできているのであれば，たとえ通常の方法では挿管困難症であったとしても，ビデオ喉頭鏡や気管支鏡を用いた気管挿管，SGAによる気道確保や経SGA気管挿管など，状況によってさまざまな選択肢が許される．もちろん，全身麻酔を中断して患者を覚醒させることも可能である．

Ⅱ．BVM換気困難の原因

BVM換気が難しい場合には，大きく分けて3つの原因が考えられ，それぞれの基本的な対策は以下のとおりである．
① リーク(マスクフィットの問題，麻酔回路の問題)
　対策1)マスクフィットの改善，マスクのサイズ・種類の変更
　対策2)酸素流量(total flow)を増加させる，O_2フラッシュ
② 上気道閉塞
　対策1)頭位・体位変換
　　・sniffing position
　　・TAW：triple airway maneuver(頭部後屈，下顎挙上，開口)一人法(図1，図2)
　対策2)エアウェイ挿入
　　・経口・経鼻エアウェイ挿入
　対策3)TAW二人法(図3)
③ 筋拘縮(含む喉頭痙攣)：鉛管現象
　対策1)筋弛緩薬投与
　対策2)静脈麻酔薬投与

上記の対策すべてを講じたにもかかわらず，なお換気困難が続く場合は速やかに以後のステップの準備を開始する．

Ⅲ．麻酔導入後 BVM換気困難対策の流れ

気道関連偶発症の予後は悪く[1,2]，常時強く対策が望まれる麻酔関連偶発症である[2,3]．術前からBVM換気困難が予想されている場合には予防策が講じられるが，実際のBVM困難では原因がはっきりしないことも多く，複数の原因が同時に起こっている場合も多い．想定される原因に対しいくつかの対策を同時に行いながら原因を診断していくべきであり，それぞれを独立

第3章 麻酔と気道確保

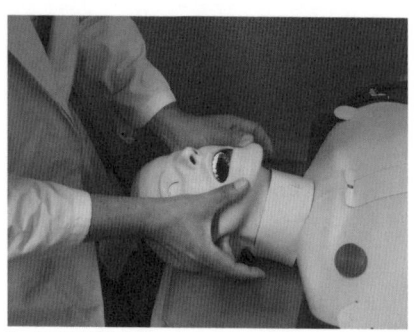

図1 両手を使ったTAW：triple airway maneuver(頭部後屈，下顎挙上，開口)
上気道を開放させる最適な状態．経口エアウェイやSGA挿入にも適している．

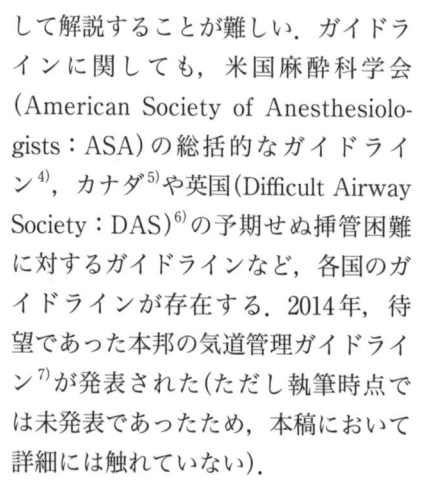

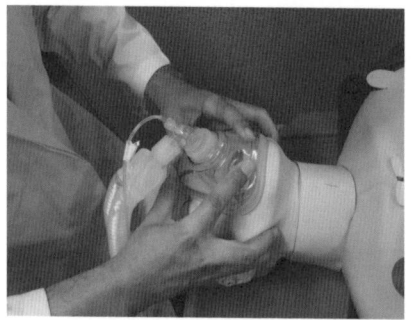

図2 TAW：triple airway maneuver(頭部後屈，下顎挙上，開口)にマスクを当てた状態
この状態で気道を開放してから右手を離しバッグを押す(TAW 一人法)．

して解説することが難しい．ガイドラインに関しても，米国麻酔科学会(American Society of Anesthesiologists：ASA)の総括的なガイドライン[4]，カナダ[5]や英国(Difficult Airway Society：DAS)[6]の予期せぬ挿管困難に対するガイドラインなど，各国のガイドラインが存在する．2014年，待望であった本邦の気道管理ガイドライン[7]が発表された(ただし執筆時点では未発表であったため，本稿において詳細には触れていない)．

そこで，これらのガイドラインを参考に，麻酔導入後の気道管理を，BVM換気困難を予防する観点と，BVM換気困難発生時の対策という2つの観点から，ある程度時系列で解説することを試みる．

Sniffing position[8],[9]とした上で麻酔導入を開始する．①リークによる換気不全がある場合は，マスクフィットの改善，マスクのサイズ・種類の変更を行い，bag内のガスが不足する場合には酸素流量(total flow)の増加やO_2フラッシュを行う．

また，たとえ麻酔前準備でリークテストを試行して問題がなかったとしても，その後麻酔回路になんらかの物理的な刺激が加わりリークが生じている可能性も忘れてはならない．

リークがないにもかかわらずBVM換気が難しい場合は，まず②上気道閉塞を疑い，直ちにTAW(図2)を試みる．TAWはBVM換気の基本形ともいえ，通常の全身麻酔導入時にも常にTAWを意識して換気を行うことで換気困難の頻度と程度が減少することが

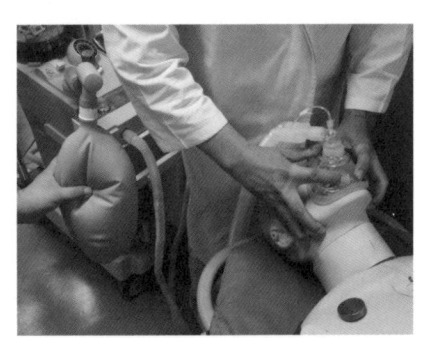

図3 TAW：triple airway maneuver（頭部後屈，下顎挙上，開口）によるBVM換気
介助者がバッグを押す（TAW二人法）．

期待できる．また，TAWは，SGA挿入にも適している[10]（**図1**）．

肥満患者や施行者の手が小さい場合などではマスクフィットを含めBVMでの換気が難しいこともある．そのときは直ちに経口もしくは経鼻エアウェイを挿入する．それでも換気状態が改善しない場合には，周囲にいる看護師や外科医にbagを担当させ，TAW2人法を開始する．すなわち一人が両手で気道確保を行い，もう一人がbagを担当する（**図3**）．人手が足りないときはbagでの換気の代わりに麻酔器の人工呼吸器を用いることも可能である．PEEPを負荷することも換気を改善する可能性がある．

逆トレンデレンブルグ体位[11]，頭位変換（左右），人手があれば側臥位も試みる価値がある．

術前の気道評価で問題がなかったのにもかかわらず麻酔導入後に換気困難に陥ってしまった場合は，③筋拘縮（含む喉頭痙攣）も疑うべきである．鉛管現象と呼ばれる場合もある．フェンタニル，レミフェンタニルなどのオピオイド，特にレミフェンタニルを麻酔導入時に高用量で投与している場合に突然起こるマスク換気困難の場合は，まず筋拘縮の可能性を疑う．適切な対処は筋弛緩薬もしくは静脈麻酔薬の追加投与であるが，確実なのは筋弛緩薬投与であろう．一般的に筋弛緩薬投与後にマスク換気が改善する場合が多く[12]，また，筋弛緩薬は気管挿管を容易にするため，気管挿管が予定されている場合には原則として投与することが推奨される[13]．

肥満患者など，術前より上気道閉塞のリスクが高い場合であっても，軟部組織の問題だけではなく筋拘縮もしくは不十分な筋弛緩状態が換気困難を助長している可能性も考慮に入れる必要がある．総じて，麻酔導入時の早い段階での筋弛緩薬投与はBVM換気の状態を改善する可能性が高い．

逆に筋弛緩薬投与後に徐々にマスク換気が困難になってきた場合は，筋弛緩による上気道軟部組織の筋緊張低下から生じた上気道閉塞の可能性が高い．

Call for helpのタイミングは早ければ早いほど良いが，筋弛緩薬を投与してもなお換気困難が続く場合はCall

for helpが必須である．同時に以後のステップの準備を開始する．すなわちSGA，DAMカート，侵襲的気道確保の準備である．

これらの処置を施してもなおBVM換気が不十分な場合は，SpO_2が低下する前にSGA挿入に移行するべきである[14]．SGAには普段の臨床時から使用し，挿入技法に慣れておく必要がある．この段階での目標はSGAによる換気の改善が第一目的であるので，SGAの種類は問わない．しかし，気管挿管が可能であるSGAもあり，その後気管挿管に移行するのには有利である．その場合は盲目的な方法ではなく，気管支ファイバースコープを用いた方が確実性が増し，喉頭・声門周囲の状況が確認できるため，その後の方針にも役立つ．

また，同様にSpO_2が低下しない範囲内であれば，気管挿管を試みることも許容される．このときに上気道の状態を観察できるという意義も高い．この段階では，ビデオ喉頭鏡[4]や，気管チューブイントロデューサの併用[5]など，より確実性の高い方法を選ぶべきである．

SGAでの換気に成功した場合には，①SGAのまま手術を行う，②SGA経由での気管挿管を試みる，③覚醒させる，などの選択肢が存在する．SGAでの換気が難しい場合には，①サイズ・種類の変更，②速やかに覚醒させる（各種拮抗薬の使用），③経SGA気管挿管を試みる，などの方策がある．

上記のすべての処置を的確に施したのにもかかわらず，なお換気困難が持続する場合に残された手段は，侵襲的気道確保である．換気困難が持続した状況は患者の生命予後が極めて厳しいことを意味する．

Ⅳ．気道確保困難対策は，病院の医療安全対策の一つ

気道確保困難症例は患者だけの問題ではなく，医師の力量や施設の状況も加味された相対的なものである．すなわち，以下の3つ要素のいずれかがある，もしくは複数が重なったときの状況であるといえる．

1．患者の問題
2．施設の問題
3．医師の問題

それぞれの問題に対応して初めて気道確保困難症例を減少させることができるといえる．

いかなる術前評価法をもってしても，完全に気道確保困難を予測することは不可能である．もともとは気道確保困難ではないはずの症例が，Call for helpで到着したときには他の医師による度重なる挿管操作で出血や浮腫などにより気道確保困難に陥ってしまっていることも想定できる[2]．

全身麻酔導入後に気道確保困難が発覚し，例えばSGAで対処しようとしたときに，SGAが直ちに使用できる状況にない(現場にないか，手術部内にあったとしてもスタッフがどこにあるかわからずすぐに持ってくることができない)場合には，気道確保困難から脱する方法の一つが実質的に失われていることになる．物品の不備や管理体制だけでなく，スタッフの教育も含め施設の問題であるといえる．

　熟練した麻酔科医は豊富な経験からさまざまな状況に対応することができ，気道確保困難症例自体も少なく，また対処できる可能性が高いことが期待できる．しかし日常診療で経験できるような状況へは on the job training でも習得できるが，まれな状況に対する対処法は off the job training すなわちシミュレーショントレーニングを積む必要がある．侵襲的気道確保が最たるものである．

　侵襲的気道確保は上気道の問題が解決できない場合の最終手段であるため，すべての麻酔科医はそのときのためにシミュレーショントレーニングで手技を習得しておくべきであると考える．ただし，致命的合併症もあるため安易な試行は慎まなければならない．しかし，たとえ施設の問題や医師の問題であったとしても，現場の担当者(達)だけでは上気道の問題が解決できないと判断された場合は速やかに施行するべきである．なぜならば，すべてに優先するべきことは患者の生命予後だからである．ただし，その行為が本当に必要なのかどうか，他の医師・施設だったら必要なかったのではないのかということを麻酔科医は常に肝に銘じ，不要な侵襲的気道確保を避けるために(本当に必要な侵襲的気道確保をためらわないために)日頃からスタッフ教育や物品の整備や管理体制を含む組織改革にも努めるべきである．気道確保困難症例対策は，麻酔科医個人の鍛錬のみを意味することではなく，病院の医療安全対策の一つであるといえる．

参考文献

1) 入田和男，川島康男，巌康秀ほか：「麻酔関連偶発症例調査2002」および「麻酔関連偶発症例調査1999-2002」について：総論—(社)日本麻酔科学会安全委員会偶発症例調査専門部会報告—．麻酔 53：320-335, 2004
2) Cheney FW, Posner KL, Lee LA, et al.：Trends in anesthesia-related death and brain damage：A closed claims analysis. Anesthesiology 105：1081-1086, 2006
3) Peterson GN, Domino KB, Caplan RA, et al.：Management of the difficult airway：a closed claims analysis. Anesthesiology 103：33-39, 2005
4) American Society of Anesthesiologists Task Force on Management of the Difficult Airway：Practice guidelines for

management of the difficult airway : an updated report by the American Society of Anesthesiologists Task Force on Management of the Difficult Airway. Anesthesiology 118 : 251-270, 2013
5) Crosby ET, Cooper RM, Douglas MJ, et al. : The unanticipated difficult airway with recommendations for management. Can J Anaesth 45 : 757-776, 1998
6) Henderson JJ, Popat MT, Latto IP, et al. ; Difficult Airway Society : Difficult Airway Society guidelines for management of the unanticipated difficult intubation. Anaesthesia 59 : 675-694, 2004
7) Japanese Society of Anesthesiologists : JSA airway management guideline 2014 : to improve the safety of induction of anesthesia. J Anesth 28 : 482-493, 2014
8) Isono S, Tanaka A, Ishikawa T, et al. : Sniffing position improves pharyngeal airway patency in anesthetized patients with obstructive sleep apnea. Anesthesiology 103 : 489-494, 2005
9) Adnet F, Baillard C, Borron SW, et al. : Randomized study comparing the "sniffing position" with simple head extension for laryngoscopic view in elective surgery patients. Anesthesiology 95 : 836-841, 2001
10) Aoyama K, Takenaka I, Sata T, et al. : The triple airway manoeuvre for insertion of the laryngeal mask airway in paralyzed patients. Can J Anaesth 42 : 1010-1016, 1995
11) Altermatt FR, Muñoz HR, Delfino AE, et al. : Pre-oxygenation in the obese patient : effects of position on tolerance to apnoea. Br J Anaesth 95 : 706-709, 2005
12) Warters RD, Szabo TA, Spinale FG, et al. : The effect of neuromuscular blockade on mask ventilation. Anaesthesia 66 : 163-167, 2011
13) Combes X, Andriamifidy L, Dufresne E, et al. : Comparison of two induction regimens using or not using muscle relaxant : impact on postoperative upper airway discomfort. Br J Anaesth 99 : 276-281, 2007
14) Isono S, Ishikawa T : Oxygenation, not intubation, does matter. Anesthesiology 114 : 7-9, 2011

3 麻酔中の換気状態の評価

東京医科歯科大学医学部附属病院集中治療部
中沢弘一

> 麻酔中あるいは人工呼吸中の換気メカニクスを視覚的に評価できるグラフィックモニターには圧,流量,量の経時的変化を示す3曲線と流量-量,圧-量の2変数を組み合わせた2曲線がある.それぞれの曲線は換気情報のほかに呼吸器系抵抗やコンプライアンスの重要な情報を視覚的に提供してくれるので大いに活用すべきである.特に麻酔中にしばしば用いられる従量式換気では吸気ポーズを置くことにより抵抗とコンプライアンスの2つの因子を分別することができるので,換気設定の評価や気道や肺の病態診断に極めて有用なものとなる.

はじめに

 全身麻酔中の呼吸状態の看視は血圧や脈拍といった循環動態とともに欠かせないものである.われわれは酸素化と換気の評価としてそれぞれパルスオキシメータとカプノメータを用いてSpO_2と呼気終末二酸化炭素濃度(end-tidal CO_2:$EtCO_2$)のモニタリングを行っている.全身麻酔中は呼吸中枢が抑制されたり,呼吸筋が不動化を受けたりするため気道確保の上,補助呼吸あるいは調節呼吸にて呼吸を調節する必要がある.このときの換気方法はすべて麻酔科医の手にゆだねられ,その設定は決して一様ではないであろう.人工呼吸中はガス交換と末梢への酸素供給さえ確保できればよいというわけではなく,気道や肺への負担を最小限に抑えるべく換気を制御しなければならない.また,麻酔中にしばしば認められる気道や肺の異常をいち早く検出する必要もある.手術室でルーチンに使用している気道系のモニターからは気道内圧や換気量,呼吸数といった数値が得られ,換気の情報を知る上で参考になる.さらに圧やフローのセンサーが描く波形からは適正な換気状態だ

けでなく，患者の気道抵抗やコンプライアンスなどの異常を容易に捉えることも可能である．ここでは換気メカニクスを簡便に掌握するためのモニターの見方について解説する．

I．換気メカニクスの評価

換気とはガス交換の場である肺胞と外界とを導管である気道を通じてガスの入れ替えを行うことである．気道を通じてある容量(V)のガスをフロー($\dot{V}$)で肺胞内に到達させるとき，気道内に生じる圧力(P)には呼吸器系抵抗(respiratory system resistance：Rrs)と胸郭肺弾性(electrical respiratory system resistance：Ers)の2つの因子が反映されており，換気メカニクスの評価としてはこの2つの情報を押さえるべきである．この場合，呼吸器系抵抗はフローの変化に大きく影響を受けてしまうのでフローを一定にしておいた方がその評価を行いやすい．

麻酔中に用いられる換気モードは量制御換気(volume control ventilation：VCV)と圧制御換気(pressure control ventilation：PCV)の2種類である(図1)．前者では，そのフロー供給形式は矩形波(コンスタントフロー)であるのに対し，後者は漸減波であるのが特徴である．ICUで近年使用されているマイクロプロセッサを搭載した人工呼吸器では，VCVであってもフローパターンをさまざまに変えて送気することが可能である(PRVCV，auto-Flowなど)．例えばフローを圧制御しながら漸減波で吸気を送っている場合には見た目にもまったくPCVと区別がつかないので注意する．全身麻酔器に備えられている人工呼吸器では，VCVの吸気フロー供給形式はごくシンプルな矩形波であるため気道抵抗の評価に非常に適している．以上のことを踏まえて，コンスタントフローのVCVを中心にグラフィックモニターから得られる呼吸器系抵抗や胸郭肺コンプライアンスの評価の仕方について解説する．

1. 気道内圧曲線による呼吸器系抵抗の評価

コンスタントフローのVCVでの気道内圧曲線を図2に示す．人工呼吸器から一定フロー($\dot{V}$)を用いてある容量(V)で肺を膨らませるときに発生する気道内圧(P)は，ごく単純なモデルに当てはめると，気道に$\dot{V}$の気流を発生させるのに必要な力(Rrs：呼吸器系抵抗)と換気量Vに対して発生する弾性力(Ers)の和，すなわち$P = \dot{V} \times Rrs + V \times Ers$である[1]．この式からわかることは，まず吸気開始時に発生する力(気道内圧曲線の垂直方向への立ち上がり；図2のA→B)は呼吸器系抵抗であり，フローレートに影響されるということである．吸気ガスが肺胞レベルまで到達すると，その後はその肺気

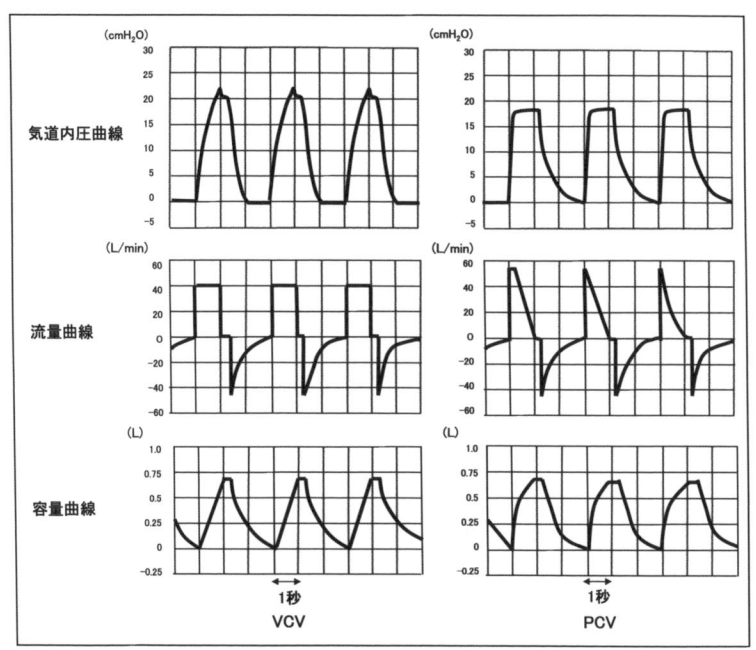

図1　VCVとPCVにおける気道内圧曲線，流量曲線，容量曲線
　　VCV：1回換気量 = 670ml，換気回数 = 20，I/E ratio = 1：1.8，吸気ポーズ0.3秒，PEEP = 0cmH$_2$O
　　PCV：設定圧18cmH$_2$O，換気回数 = 20，I/E ratio = 1：1.8，PEEP = 0cmH$_2$O

量における肺の弾性に従って気道内圧は上昇する．最高気道内圧には呼吸器系抵抗と胸郭肺の弾性の2つが反映されているといえる．さらに吸気終了時にフローを停止してポーズを置けばその平衡状態に到達した気道内圧(プラトー圧：P_{plat})は呼吸器系抵抗の影響が除かれて換気量に対応する弾性力を反映する．ヨーロッパの麻酔器ではVCVで吸気ポーズは初期設定されているのに対して，米国の麻酔器の場合にはポーズは初期設定されておらず自分で設定しなければならないので注意したい．

　吸気ポーズを置くと，気道内圧は2段階で変化する．図2における最高気道内圧(P_{max})からP1までの急速な低下とそれに引き続くP2までの緩やかな減衰である[2]．P_{max}からP1への低下は，気道抵抗を反映しフローレートによっても影響を受けるものである．P1からその後の減衰は組織抵抗，す

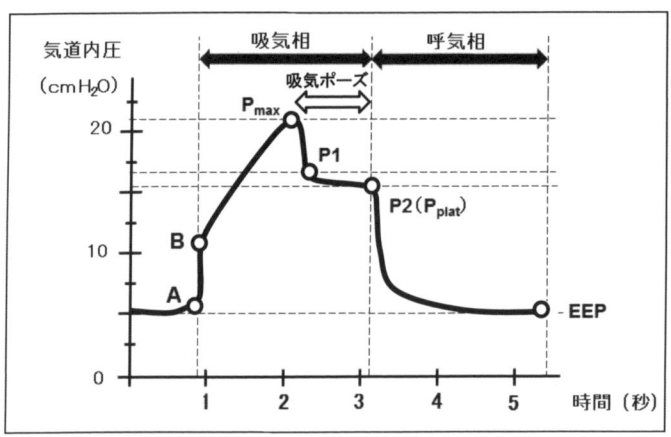

図2　VCVの気道内圧曲線の特徴

吸気開始時の気道内圧の立ち上がり(A→B)は気道に対して気流を生じるのに必要な力で，気道抵抗を反映する．P_{max}は呼吸器系抵抗と胸郭肺弾性の両者を反映した圧である．吸気ポーズを設けると，P_{max}からP1へと急激に低下し(気道抵抗を反映)，さらにP2(P_{plat})へと気道内圧はなだらかに低下していく(組織抵抗を反映)．P_{plat}は静的な条件下での胸郭肺の弾性力を反映する(詳細は本文を参照のこと)．

なわち肺組織と胸郭の抵抗によるガスの再分配を反映する．それぞれの抵抗は，

呼吸器系抵抗 ≒ $(P_{max} - P2)/\dot{V}$
気道抵抗 ≒ $(P_{max} - P1)/\dot{V}$
組織抵抗 ≒ $(P1 - P2)/\dot{V}$

という近似式から推定することが可能である[3]．呼吸器系抵抗の増加では，気道内圧曲線上でP_{max}とP_{plat}が解離するのが特徴である(図3)．気道抵抗は，閉塞性肺病変(気管支喘息，COPD)，気管チューブの閉塞(内腔狭窄，折れ曲がり)などで増加するが，組織抵抗はARDSや心原性肺水腫などで末梢気道の粘膜浮腫や分泌物が存在する場合に増加するほか，腹腔内圧の増加によって胸壁の動きの制限を受けている症例でも増加する．一般的に吸気に伴い肺容量が増加すると気道も拡張するので呼吸器系抵抗は減少する．

2. 気道内圧曲線による胸郭肺の弾性とコンプライアンスの評価

換気メカニクスにおけるコンプライアンスという用語は膨らみやすさを示す言葉であり，1cmH_2Oの圧を変化さ

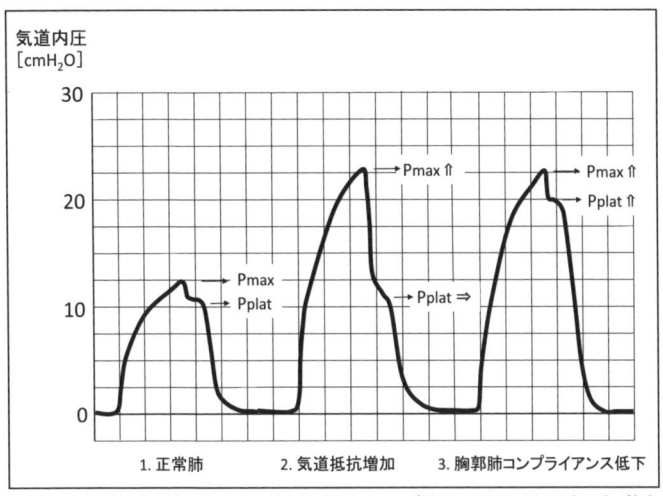

図3 正常肺，気道抵抗増加時と胸郭肺コンプライアンス低下時の気道内圧曲線

気道抵抗増加時もコンプライアンス低下時もともに最高気道内圧の上昇をきたすが，前者ではプラトー圧はそれほど影響を受けないのに対して，後者ではプラトー圧も上昇するのが特徴である．

せたときに何mLの容量で膨らませることができるかを示す．弾性は逆に縮もうとする力であり，コンプライアンスとは逆数の関係にある．肺や胸郭は基本的には縮もうとする弾性力が働くが，胸郭にはある容量以下になると外側に広がろうとする弾性力が働くようになる．したがって呼気終末時には胸郭が広がろうとする力と肺の縮まろうとする力との平衡により，肺の残気量が決まる．横隔膜を介して胸腔に接する腹腔内の圧力は残気量に大きな影響を与えることになる．胸郭と肺を純粋に分けてコンプライアンスの評価を行うには胸腔内圧(食道内圧)の測定が必要である．コンプライアンスの測定は胸郭の内外に働く筋肉の緊張による影響を除外するために鎮静薬と筋弛緩薬を用いて測定するのが望ましい．麻酔中にコンプライアンスの評価を簡便に行うにはP_{max}と呼気終末圧(end-expiratory pressure：EEP)を用いて動肺コンプライアンス(dynamic compliance：Cdyn)を測定する方法と吸気ポーズを置いてP_{plat}から静肺コンプライアンス(static compliance：Cst)を推定する方法がある[1]．

$$Cdyn = V_T/(P_{max} - EEP)$$
$$Cst = V_T/(P_{plat} - EEP)$$

P_{max}を用いて測定したCdynでは吸気フローレートを高めると気道抵抗が増加し，コンプライアンスを過小評価してしまう．呼吸器系抵抗の項で述べたように，吸気ポーズを十分にとれば組織抵抗を除くことができ，より純粋なCstを捉えることができる．コンプライアンスが低下するとVCVの気道内圧曲線上，P_{max}もP_{plat}も一様に上昇を示すのが特徴である（図3）．VCVでもポーズを置かないと気道抵抗上昇との鑑別ができないし，当然ながらPCVの気道内圧曲線そのものから気道抵抗やコンプライアンスの変化を捉えることもできない．麻酔中にコンプライアンス低下をきたす病態は，肺水腫，無気肺，ARDS，間質性肺炎など肺実質のコンプライアンスの低下をきたしている場合と，肥満，胸水，腹水，気腹などで胸郭コンプライアンスの低下をきたしている場合があげられる．コンプライアンスの評価は後述の圧-量曲線を用いるのがよりわかりやすい．

3. 流量曲線と流量-量曲線からわかる病態

吸気流量曲線はVCVでは気道抵抗やコンプライアンスが変化しても不変である．逆に呼気フローは換気モードや吸気フロー設定によらず，調節呼

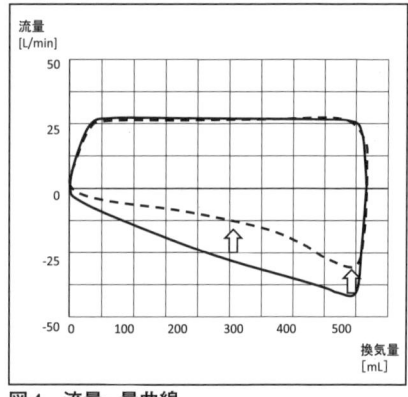

図4 流量-量曲線
実線は正常肺，点線は閉塞性肺障害．閉塞性肺障害では呼気時のピークフローと曲線の断面積が減少する．

下では個々の胸郭肺弾性と気道抵抗，肺気量によって変化する．フローは呼気の初めにピークを迎え，次第に漸減する．気管支喘息やCOPDのような閉塞性肺障害では，ピークフローが低下し，呼気時の曲線の面積も低下するのが特徴である（図4）．病態の変化を追うためには記録に残して比較する必要がある．

流量曲線と流量-量曲線で呼気終了時にフローが残存しているときは，呼息が十分に行われておらず，内因性PEEP（エアトラッピング，auto PEEP，occult PEEPとも呼ばれる）を発生していることを考慮する[4]（図5）．内因性PEEPは気道内圧からは捉えることのできない終末呼気時の胸腔内の異常

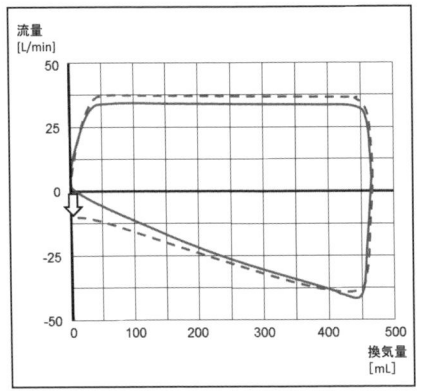

図5 内因性PEEP発生時の流量-量曲線
実線は正常肺，点線は内因性PEEP発生時．
呼気終了時のフローが10L/min残存している．呼気フローが0になるまで呼気時間を延長すべきである．

な陽圧であり，呼気終了時に呼気回路を閉塞することによってその圧を測定できるが，流量曲線や流量-量曲線からその存在を推定するのが最も容易である．内因性PEEPはCOPDでしばしば問題になるが，麻酔中では換気回数の増加あるいは呼気時間の短縮を意図的に行うと正常肺でも発生することがあり，その例として特に片肺換気では注意が必要である[5]．内因性PEEPが存在すると，肺の過膨張，循環抑制を引き起こす．補助呼吸では横隔膜の収縮による陰圧を打ち消して自発呼吸をトリガーできなくなり，呼吸苦やファイティング，疲労をきたす．内因性PEEPが存在する場合には，フローが0になるよう呼気時間を延長したり，換気量を減らしたりする．補助呼吸で自発呼吸をトリガーしやすくするには内因性PEEPの80％程度までのPEEPをかけるとよいが，過膨張には注意が必要である[6]．

4．圧-量曲線からわかる病態

圧-量曲線は横軸に気道内圧，縦軸に換気量をとり，換気中の両者の関係をプロットしたもので時間的な要素は含まれないが，コンプライアンスや気道抵抗の状態を気道内圧曲線よりもさらにわかりやすく示す．圧-量曲線は吸気相と呼気相とで異なる軌跡を描き，ヒステレーシスを形成する(図6)．吸気時の勾配は胸郭肺コンプライアンスを反映し，低い勾配はコンプライアンスの低下を意味する．ヒステレーシスの右半分の開きは吸気時の抵抗を，左半分の開きは呼気時の抵抗を反映するため，気道抵抗の評価もある程度可能である．

圧-量曲線の吸気部分が直線的であればその肺にとってストレスが最も少ない吸気供給をしているといえる(図6左のループ)．一方，吸気部分で勾配が変化している場合にはコンプライアンスの変化をきたしていることを示唆する．具体的には吸気の過程で虚脱した肺胞を開いたり，肺胞に過伸展をきたしたりすると勾配は低下する．ARDSのような虚脱肺では吸気相で下

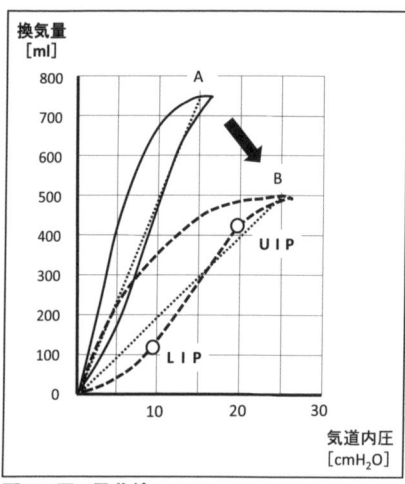

図6 圧-量曲線
実線のループは正常，点線のループ（右）は胸郭肺コンプライアンスの低下を示す．
ループの傾き（点線の直線）がコンプライアンスを表す．右のループで吸気時に2ヵ所の変曲点が観察されるが，下に凸の屈曲点（LIP：lower inflection point）は肺胞の虚脱状態が吸気によって開放されるポイントを示す．上に凸の屈曲点（UIP：upper inflection point）は肺胞が過伸展をきたし始めるポイントである．

に凸の変曲点が見られることがあるが，これは呼気終了時に肺胞虚脱をきたしていることを示唆し，気道内圧の上昇とともに虚脱が開通しコンプライアンスが改善していることを表す[7]．この場合PEEPを増加させることによって呼気時の肺胞虚脱を防ぎ，肺胞の虚脱再開通に伴う shear stress を軽減するのが望ましい．また吸気の後半に上に凸の変曲点を認める場合には肺の過膨張をきたして肺コンプライアンスの低下を招いていることを示唆する．この場合は，変曲点を上回らない1回換気量あるいは吸気圧に制限することで人工呼吸器関連肺損傷を防止する．

II. PCV施行時のグラフィックモニター

PCV施行時のグラフィックモニターは複雑であり，VCVほど容易に得られる情報はない．しかし圧設定や吸気時間，呼気時間が適切であるかどうかを見極めることができる場合があるし（図7），それぞれの呼気側の曲線は患者の気道抵抗を反映するので参考になる．

おわりに

本書は麻酔科医にとって必要な気道確保のポイントというテーマであるが，酸素化やガス交換は別として，気道確保後の換気設定や気道の評価について多くの麻酔科医があまり関心を寄せていないと思われ，そのことを危惧して今回の内容でまとめてみた．グラフィックモニターを装備している麻酔器あるいは生体監視装置はまだあまり普及していないのが現状かもしれない．しかし少なくとも気道内圧波形は観察できるものが多いし，人工呼吸器

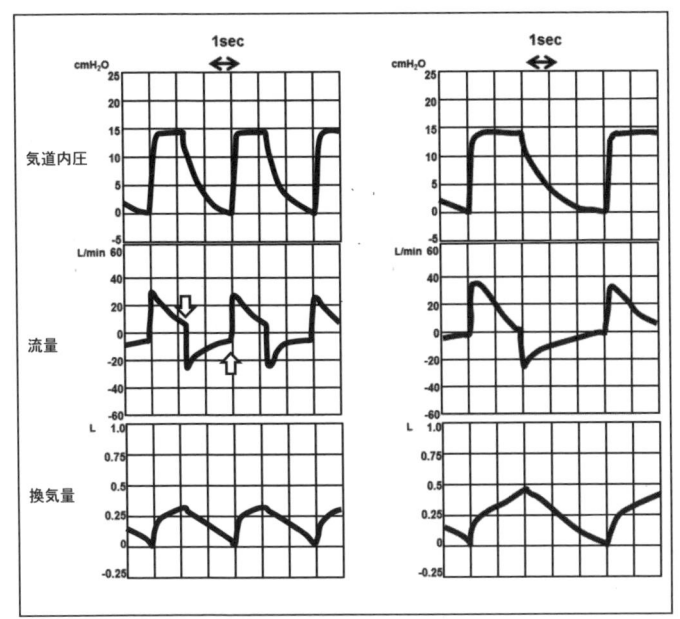

図7 PCV施行時の圧，流量，量曲線
左では吸気終了時および呼気終了時の流量が0に戻っておらず，設定された圧では吸気が肺全体に行き渡っていないことと，呼気終了時には呼息が終了していないことを表している．この場合は吸気，呼気それぞれの時間を十分にとる必要がある．この例では呼吸数を20回(左)から12回(右)に減少させることで吸気と呼気の時間が十分に確保されたことがわかる．

の設定についてもVCVであれば吸気にポーズを置いて最高気道内圧とプラトー圧を観察しているとかなりの情報が得られる．今後は麻酔領域でもこの侵襲の少ないモニタリングをもっと活用し，麻酔中の呼吸管理をより安全かつ適正に行えるようになることを期待する．

参考文献

1) Guerin C, Richard J-C : Measurement of respiratory system resistance during mechanical ventilation, Applied Physiology in Intensive Care Medicine, 2nd ed. Edited by Pinsky MR, Brochard L, Mancebo J, et al. Springer, New York, 2009, 17-19
2) Lucangelo U, Bernabé F, Blanch L : Respiratory mechanics derived from sig-

nals in the ventilator circuit. Respir Care 50：55-65, 2005
3) Lumb AB：Respiratory system resistance, Nunn's Applied Respiratory Physiology, 6th ed. Edited by Lumb AB. Elsevier Butterworth Heinemann, Philadelphia, 2005, 39-54
4) Dhand R：Ventilator graphics and respiratory mechanics in the patient with obstructive lung disease. Respir Care 50：246-261, 2005
5) Slinger PD, Hickey DR：The interaction between applied PEEP and auto-PEEP during one-lung ventilation. J Cardiothorac Vasc Anesth 12：133-136, 1998
6) Ranieri VM, Giuliani R, Cinnella G, et al.：Physiologic effects of positive end-expiratory pressure in patients with chronic obstructive pulmonary disease during acute ventilatory failure and controlled mechanical ventilation. Am Rev Respir Dis 147：5-13, 1993
7) Maggiore SM, Richard JC, Brochard L：What has been learnt from P/V curves in patients with acute lung injury/acute respiratory distress syndrome. Eur Respir J Suppl 42：22s-26s, 2003

4 麻酔覚醒時の戦略

埼玉医科大学国際医療センター麻酔科
上嶋浩順　磨田　裕

麻酔科医は安定した周術期管理を行わなければならない．重症の麻酔管理症例において導入時には多くの麻酔科医が集まるが，抜管を含めた覚醒時に多くの麻酔科医が集まることは少ない．ただし覚醒に失敗すると，通常の覚醒よりも抜管時期が遅れることや不穏などの合併症が起こる可能性がある．そのため麻酔からの覚醒時の戦略は重要である．「麻酔からの覚醒」は「麻酔導入前の状態に戻る回復過程」である．覚醒は「速やかかつ安全」に行わなければならない．そのために麻酔薬の特徴をつかみながら明らかな意識清明状態や安定した呼吸状態，循環動態になることに注意を払う．抜管についても十分な戦略が必要である．抜管を行う必要性の有無から実際の抜管の手順まで慎重な戦略が問われる．問題なく抜管が行われてからも意識レベルや呼吸状態，循環動態の管理が必要である．気管支喘息を含めた気管刺激が抜管に不利益となる症例には深麻酔下での抜管も考慮する．呼吸状態や循環動態が不安定な場合は再挿管を含めた気道管理を適切に行う．手術室から病室に帰室するまでも気道管理に精通したスタッフが付き添い，酸素投与と適切なモニタリングにより不測の事態に常に対応できるようにする．

はじめに

　全身麻酔は飛行機のフライトに例えられる．機長は離陸から着陸まで快適なフライトをお客様に提供するために全力を尽くす．麻酔科医も導入から抜管まで快適な麻酔管理を患者に提供するために全力を尽くさなければならない．多くの麻酔科医は導入の方に力を入れがちであるが，安易な覚醒は多くの合併症を引き起こす[1]．

　麻酔覚醒は，麻酔状態から麻酔導入前の状態に戻る回復過程である．機長は着陸時に機体の状態や空港の状態，天候などさまざまな因子の影響を考慮しながら着陸までの戦略を立てる．麻

酔科医にも同様のことがいえる．患者の全身状態や手術内容，受け入れ体制などの因子の影響を考慮しながら覚醒時の戦略を立てる．

I．麻酔からの覚醒とは

「麻酔からの覚醒」とは「麻酔状態から麻酔前の状態に戻る回復過程」のことである．

全身麻酔とは手術侵襲を含めた外界からの刺激に対して生体が合目的な反応を示さない状態かつ記憶も残らない状態である．つまり「麻酔からの覚醒」とは呼名反応をはじめとして合目的反応を示し記憶も残っている状態のことである．ただし，刺激に反射的に反応する状態から完全な覚醒まで，覚醒にも程度がある．またほとんどすべての症例で麻酔薬投与の中止を手術終了時から行うと30分もかからず覚醒するが，麻酔薬の種類によって覚醒時の麻酔管理は異なる．もちろん肝機能障害や腎機能障害など患者の方に併存疾患がある場合も覚醒時の管理は異なる．手術は鼠径ヘルニアのような小さな手術から心臓外科手術のような大きな手術まで幅広い．手術室で覚醒することもよいが集中治療室でバイタルサインが安定した後で覚醒する方が安全なこともある．このようなさまざまな因子の影響と覚醒の戦略について以下に記載する．明らかなことは呼名反応が覚醒における重要な通過点ということである[2]．

II．麻酔薬と覚醒時の麻酔管理

麻酔からの覚醒で重要なことは「速やかかつ安全な覚醒」を行うことである．そのために投与量を適切なレベルに調整しておくことが必要である．麻酔薬の効果がなくなって初めて覚醒するからである．

1．吸入麻酔薬

吸入麻酔薬を含有しない新鮮ガスを投与する（換気と肺血流量を維持する）ことにより麻酔薬を中止し覚醒を開始する．新鮮ガスは毎分5L以上を使用することにより，残存する吸入麻酔薬を排出する．麻酔時間が長くなると筋肉・脂肪組織に溶け込む量が増大するために，長時間麻酔の覚醒には時間がかかる．

覚醒に必要なモニタリングはMAC awakeである．吸入麻酔薬で50％の人が呼名反応する濃度である．MAC awakeをモニタリングするために呼気終末濃度モニターは必須である．MAC awakeは年齢に影響を受ける．通常のMAC awakeは約0.3MACである．

代表的な吸入麻酔薬としてセボフルランやデスフルランがある．いずれもイソフルランと比較しても血液／ガス分配係数が小さいため覚醒は速やかである．静脈麻酔薬をうまく投与すると

覚醒はさらに速やかになる．
　呼気終末濃度モニターは覚醒予測の参考にするために有効に使用する．

2．静脈麻酔薬

　現在静脈麻酔薬の濃度のモニターは存在しないため，薬物動態を考慮した投与方法が検討される．直接血液内に投与されるために，脳内濃度の上昇も速やかである．覚醒に関しては個々人の代謝能力に依存するために，個体差が吸入麻酔薬と比較して大きい．薬物動態だけではなく鎮痛薬と鎮静薬には相互作用がある．静脈麻酔薬は吸入麻酔薬と比較して覚醒の質は高い．静脈麻酔薬として使用される薬剤は鎮静薬では代謝が速やかで蓄積性の少ないプロポフォール，鎮痛薬では調節性に優れているレミフェンタニルや術中・術後鎮痛で使用するフェンタニルが代表的である．また，神経ブロックを併用することにより鎮痛薬の使用量を減らすことができ，覚醒の質は上がる．

3．筋弛緩拮抗薬

　筋弛緩作用が残存している状態は「安全な覚醒」とはいえない．強い筋弛緩状態で覚醒させると，患者は金縛りの状態つまり「危険な覚醒」になる．場合によっては経鼻エアウェイの挿入や再度の気管挿管が必要になる．
　筋力の回復を確認するためにtrain-of-four(TOF)ratioが90％以上であることを確認する．筋弛緩拮抗薬として

表1　抜管時の合併症

低換気(麻酔薬，麻薬，筋弛緩薬の残存)
上気道閉塞・狭窄
声門閉鎖，声帯浮腫，気管支痙攣
咳嗽
声門の機能不全，誤嚥
高血圧，頻脈，不整脈，心筋虚血，頭蓋内出血
無気肺
誤嚥

〔文献4)より引用・改変〕

現在スガマデクスが頻用されている．スガマデクスはステロイド系非脱分極性筋弛緩薬を包接することにより筋弛緩作用を完全に消失させる薬剤である．スガマデクスに絶対禁忌症例はないが重大な副作用として過敏症が挙げられている[3]ために使用後は十分な観察を行う．

III．抜管の基本—覚醒戦略はここがポイント—

　麻酔覚醒中に気管挿管されている患者に対して気道確保の必要がなくなったら抜管を考慮する．抜管時の合併症は表1のように軽い合併症から重篤な合併症まで存在するため[4]抜管の見極めは重要である．そのため抜管は麻酔薬の残存効果と気道・その他の反射の回復バランスによって適切に決定されなければいけない．一般的な抜管の戦略を述べる．

表2 抜管基準

1. 意識：呼名開眼，従命反応
2. 呼吸：自発呼吸がある，適切な呼吸数（＜25/分，＞8/分）・1回換気量［＞5ml×体重（kg）］，口腔内や気管内に分泌物がない，$PaO_2/FiO_2 > 300mmHg$
3. 循環動態が安定している
4. 筋力の回復：頭部の5秒以上の保持，手を握る・開く，舌圧子を強く反発，TOF比0.9以上
5. 抜管前の胸部X線で異常がない

〔文献4）より引用・改変〕

1. 抜管の有無

通常の麻酔から覚醒するときには「抜管の有無」の議論は必要ないと思う．ただし，術後大量出血や術後出血の危険性，心臓手術後の循環動態不安定状態の患者などの手術に起因するものや，透析を含めた腎機能障害や肝機能障害などの患者に起因するもの，手術室の迅速な入れ替えを行っている施設や病院コストの問題，スガマデクスが採用されない施設などの病院のシステムに起因するものなど，さまざまな要素によって抜管の有無が選択される必要がある．

2. 抜管の危険度

抜管の危険度を評価する．肥満，誤嚥のリスク，頭頸部可動域制限（ハローベスト装着中），呼吸・循環動態不安定症例，体温異常，血液学的異常所見，気道解剖の異常，導入時マスク換気・挿管困難症例，導入時気管挿管による口腔内の損傷や出血，気管への手術操作，術中大量出血による大量輸液・輸血に起因する浮腫などは，抜管の高リスク群として人を集めてから抜管する．

3. 抜管の基準

一般的な抜管の基準は**表2**を参考にする．意識・呼吸状態・循環動態・筋力の回復の4項目を確認することが大切である．もちろん合併症によって基準が変更される場合があるが，ここではあくまで一般的な抜管の基準にとどめたい．特殊な症例の抜管に関してはⅤ項（P82）で記載する．

4. 抜管の準備

表3に一覧を記載する．感染防御と抜管操作に必要な器具，再挿管に向けた準備の3点を心がけて準備する．

5. 抜管の実際（一般的な症例）

一般的な方法を述べる．
1. 手術終了後100％酸素を投与する．
2. 筋力の回復を図る．
3. 口腔内，気管内の分泌物を十分に

表3 抜管に準備する器具

1. 感染防御
   手袋，マスク，帽子
2. 抜管操作器具
   (経口・経鼻)エアウェイ，フェイスマスク，聴診器
3. 吸引装置および吸引カテーテル(経口・経鼻用)
4. 再挿管に向けた準備
   バッグバルブマスク，ジャクソンリース，喉頭鏡，潤滑ゼリー，細めの気管チューブ，スタイレット，ガムエラスティック・ブジー，気管チューブイントロデューサー，ビデオ喉頭鏡，声門上器具

表4 抜管後のチェック項目

・自発呼吸があり，気道が閉塞していない
・咽頭反射や嚥下反射がある
・声門閉塞や気管支痙攣がない
・チアノーゼがない，SpO_2が低下しない($>95\%$)
・シバリングがない
・意識が清明である
・除痛ができている

〔文献4)より引用・改変〕

吸引するとともに，気管内吸引による咳反射を確認する．場合によっては胃管の吸引も行う．
4. 肺に20〜30cmH_2O程度陽圧をかけながら，気管チューブのカフを抜くのと同時に気管チューブを抜去する(加圧抜管)．
5. 呼吸状態や循環動態が問題ないことを注意深く観察する．

Ⅳ．抜管後から退室時の管理

抜管後は表4のようにチェック項目を作成して十分な管理を行う[4]．いずれの項目も重要な要素である．特に抜管後の上気道閉塞には十分な注意が必要である[5]．万が一抜管後のチェック項目を満たしていなければ，簡単に帰室させずに再び抜管基準に戻り，10分おきに再確認する．ここで抜管基準をも満たしていなければ再挿管も考慮する．

抜管後のチェック項目を満たしていれば，退室を行う．退室時にも気道の開通や呼吸の確認を行い，血圧や心拍

表5 深麻酔下抜管の手順

1. 手術終了後,麻酔薬を中止せずに100%酸素を投与する.
2. 特殊な体位の場合,仰臥位に変更する.
3. 咽頭および口腔内の分泌物を十分に吸引する.
4. 気管チューブのカフリークテストや咳反射を確認する.リークがない場合は抜管しない.咳反射があれば麻酔薬を追加投与する.
5. 陽圧をかけて抜管する.
6. 気道の評価を行う.
7. 患者が覚醒するまで酸素を投与しながら気道確保をしっかり行う.自発呼吸が弱いときは換気を行う.
8. 患者が覚醒して気道確保に問題なければ退室する.

数が許容範囲内であることを確認する.意識状態も当然確認する.硬膜外麻酔や脊髄くも膜下麻酔を併用するときは麻酔領域の確認を行う.

V. 特殊な症例の抜管方法

1. 深麻酔下での抜管[2](表5)

覚醒する前に抜管を行う.英国Difficult Airway Society(DAS)でも咳反射や気道刺激の抑制という点で抜管の選択肢の一つであると記載されている[1].気管刺激の少ない抜管方法として有用であるが,気道閉塞や呼吸抑制という点で抜管後の十分な注意が必要である.筆者は重度な気管支喘息発作や小児での症例に選択する抜管方法の一つと考える.

2. 声門上器具を使用して抜管

手術終了後声門上器具に入れ替えて覚醒を待ち,そのまま抜管する方法である.深麻酔下での抜管同様に咳反射や気道刺激の抑制という点で選択される.さらに,上気道閉塞の予防ができることや声門上器具をガイドにして気管内の痰を吸引できることが深麻酔下での抜管よりも有利な点である.もちろん声門上器具に精通していないと危険な操作である.推奨症例は深麻酔下での抜管とほぼ同様である.

3. 気管チューブイントロデューサーを用いた抜管

気管チューブイントロデューサーを気管チューブを介して気管内に挿入してから抜管を行う.抜管後,再挿管が必要になった場合には気管チューブイントロデューサーを介して気管チューブを挿入できる.導入時にマスク換気困難や気管挿管困難があった症例で,再挿管の危険性がある患者に選択される.ただし気管チューブイントロデューサーを介しても必ず再挿管できるという保証はないために,筆者は再挿管

表6 再挿管の適応

- 呼吸数が1分間に6回以下もしくは30回以上
- 努力性呼吸，発汗著明，著明な上気道閉塞
- （酸素投与下）酸素飽和度90％が維持できないもしくは$PaCO_2$も上昇傾向
- 意識レベルの低下
- 血圧と脈拍の著しい上昇，著明な循環動態の変動

時にはビデオ喉頭鏡も併用して気管チューブをモニターで確認しながら挿入することを勧める[6]．

VI. 再挿管の基準（表6）

意識状態の急激な低下や，呼吸状態・循環状態が安定しない場合，つまり表6の状態が1つでも当てはまる場合には再挿管も検討する．スガマデクス4mg/kg使用後にロクロニウム1.2mg/kg投与により安全な気管挿管ができることはわかっているために，スガマデクス投与後でもロクロニウムの大量投与も必要なら躊躇しない．

VII. 退室から病室まで

退室から病室に帰室するまでの間も酸素投与と適切なモニタリングは必須である[2]．つまり気道管理に精通したスタッフが必ず付き添い，必要な酸素が常に投与され，パルスオキシメーター（できればカプノグラフィーも併用）で常に管理される必要がある．もちろん気道管理の処置が必要になったときに常に対応できるようにバッグバルブマスクなどのマスク換気に必要な器具は移動中，搬送中もベッドに常備しておく．回復室のような場所にも気道管理に精通しているスタッフを常に配置して，不測の事態に対応できるようにする．

参考文献

1) Difficult Airway Society Extubation Guidelines Group：Difficult Airway Society Guidelines for the management of tracheal extubation. Anaesthesia 67：318-340, 2012
2) 風間富栄：麻酔からの覚醒，麻酔科研修ノート．永井良三監修．診断と治療社，東京，2010，380-383
3) 麻酔薬および麻酔関連薬使用ガイドライン 第3版．公益社団法人日本麻酔科学会，2010．(http://www.anesth.or.jp/guide/pdf/publication4-6_20121106.pdf)
4) 中尾正和：麻酔からの覚醒，周術期管理チームテキスト（第2版）．日本麻酔科学会・周術期管理チームプロジェクト編．日本麻酔科学会，2011，369-376
5) Epstein SK, Ciubotaru RL：Independent effects of etiology of failure and time to reintubation on outcome for pa-

tients failing extubation. Am J Respir Crit Care Med 158：489-493, 1998
6) Jeon WJ, Shim JH, Cho SY, et al.：Stylet- or forceps-guided tube exchanger to facilitate GlideScope intubation in simulated difficult intubations--a randomised controlled trial. Anaesthesia 68：585-590, 2013

5 フェイスマスク換気

大崎市民病院麻酔科
小林孝史　本田　泉

> 全身麻酔の導入に際しては，十分に脱窒素を行う．マスク保持の方法は，片手で行う場合「EC法」が基本となる．小指で下顎を引き出すことにより，舌が持ち上げられ口咽頭が開放する．気道が開放されない場合は，triple airway maneuverやエアウェイを使用する．片手でのマスク換気が困難な場合，両手でのマスク保持による二人法が有効である．日本麻酔科学会の「気道管理ガイドライン」(JSA-AMA)では，カプノメーターの波形によりマスク換気の容易さをV1, V2, V3で表現している．いくつかの方法を用いてもV3状態から離脱できない場合，低酸素となる前にアルゴリズムの次段階に進む(気管挿管，声門上器具など)ことが推奨される．バッグバルブマスク(BVM)によるマスク換気を行う場合，使い方次第では高濃度の酸素が投与されていないことがあるため，注意を要する．

はじめに

本稿では，麻酔器回路を使った換気とバッグバルブマスク(BVM)による換気について扱う．

I. フェイスマスクの種類

形状は滴状・円状など，材質にはラテックス，シリコン，ポリ塩化ビニル(PVC)などがある．材質はクッション性が高く，透明で顔の観察がしやすいPVCが近年は選択されることが多い．シール性を高めるために空気を調節できるものや，ストラップで固定するためのフックを付属している種類も一般的である．使用に際しては，患者の口と鼻が無理なく覆われるサイズを選択する．

II. 脱窒素

全身麻酔の導入に際しては，酸素投与により脱窒素を行うことで，挿管に伴う無換気時に低酸素状態になることを予防する．

健康成人では，空気呼吸のもとでは1分の無換気で70％の低酸素状態に陥る．適切な酸素化により，低酸素状態になるのを5分以上とすることができる．肥満患者や小児では，低酸素となるまでの時間は短縮する[1]．

まず，100％酸素で3分またはそれ以上の酸素化を行う．100％酸素を吸入していることは，マスクを顔に密着させ，リザーバーバッグが膨らみ呼吸により動くことで確認する[2]．時間に余裕がない場合，30秒間に4回深呼吸をすることでも同等の酸素化が得られるとの報告もあるが，特に妊娠女性・肥満・高齢患者では低酸素になるまでの時間が短い．これは深呼吸による吸入酸素濃度の低下や，組織への酸素供給が足りないことによるとされる．10L/分の酸素流量で1分かけて8回の深呼吸を行うと，tidal volumeで3分の酸素化を行うよりも低酸素になる時間は延長する[3]．

Ⅲ．保持の方法

片手でマスク保持を行う場合，「EC法」が基本となる．小指・薬指・中指の3本をEの字の形で下顎に添え，親指と人差し指をCの字のようにしてマスクを保持する．

小児では，Eを形成する3本の指で咽頭を圧迫して上気道を閉塞してしまわないように注意する．

また，3本の指でただ下顎をつかむと口を閉ざすようにマスクを保持してしまい，開放している気道が鼻だけとなっていることがある．鼻を通した換気では，人工呼吸の呼気時に部分的閉塞が起きることがあり，これは軟口蓋による閉塞と考えられている．小指で下顎を前に引き出すようにして，開口させる．下顎の引き出しにより，そこに付着している舌が持ち上げられ，口咽頭が開放する[4]．

一般に，器具を用いない気道確保では，開口の必要性が強調されるが，口対口と口対鼻での換気を比較した研究で，ニュートラル位では鼻からの換気が有効との報告がある[5]．この研究では，頸部伸展位では差はないとされる．

マスクに比べて手が小さい場合，マスクの右縁から空気が漏れやすい．介助者に密着させてもらうか，ストラップを使って固定する．また，後述するように両手保持による換気を行う．

マスク換気が困難と思われる症例には，表にあげたようなものがある（表1）．マスク換気が困難な症例では，頸椎に問題がない場合には，成人では枕を高くしてsniffing positionをとるか，肩の下に枕を入れて下顎挙上・頭位後屈・開口のいわゆるtriple airway maneuverを行う．新生児から2, 3歳の小児までは，後頭部が大きく，枕を頭の後ろに入れると頸部が前屈して逆

表1 マスク換気困難の危険因子

- 肥満
- あごひげ
- 歯がない
- いびきの病歴
- 閉塞性睡眠時無呼吸の既往
- 55歳以上
- 大きな舌
- 顎関節の可動性の異常
- 大きな下顎
- 環椎後頭関節の伸展不足
- 咽頭・頸部の病変
- 舌扁桃の肥大・膿瘍
- 顔面の包帯など
- 顔面の熱傷
- 顔面の変形

に気道が閉塞しやすくなる．肩の下に薄い枕やパッドを入れると気道が確保しやすくなる．

 高度の肥満や，腹水・腫瘍などにより横隔膜が圧し上げられている患者では，仰臥位では換気困難となることがある．逆トレンデレンブルグ位をとることで横隔膜が下がって胸郭コンプライアンスが改善し，換気が容易になる．

Ⅳ．両手保持によるマスク換気

 片手でのマスク換気が困難な場合，両手でのマスク保持が最も有効である．一人がマスクを保持し，もう一人が換気を行う(二人法)．マスク保持の方法としては，両手でEC法を行う(図1A)か，両母指をマスクの両側に添わせる(図1B)，または両母指の先端のみをマスク両側の中間部分に当てる(図1C)．最初の方法では両手の小指で下顎を挙上し，後2者では人差し指で挙上して開口させる．一般に下顎挙上に人差し指を用いる方が開口は容易である[6),7)]．

 一人で行わなければならない場合は，両手保持を行った上で麻酔器で人工呼吸を開始する．可能であれば換気モードはPCVとするが，リークを見越した1回換気量設定でVCとしてもよい．酸素化の改善のために必要であれば，PEEPを付加する．いずれの場合も換気が成立すれば胸郭の上がりやカプノメーターを観察し，適宜マスクフィットを解除するか，設定の変更を行う．

 また，バッグに長めのホースをつけておくと，マスクを両手で保持し，バッグを脇や足で換気することも可能である(図2)．この場合，1回換気量や気道内圧の制御はやや困難となる．

Ⅴ．エアウェイによる気道確保

 気道が保持できないときにエアウェイを用いる．エアウェイには，経口エア

第3章 麻酔と気道確保

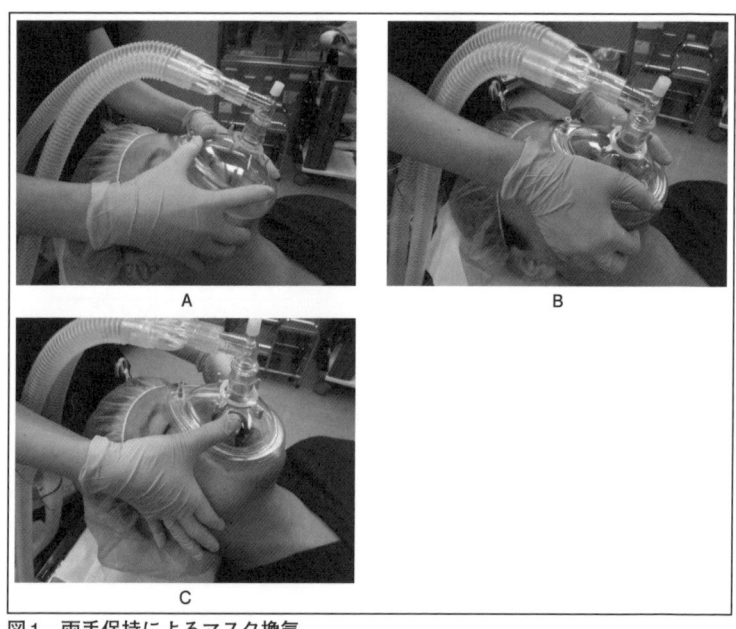

図1 両手保持によるマスク換気

ウェイ(Oropharyngeal airway：OPA)と経鼻エアウェイ(Nasopharyngeal airway：NPA)がある．OPAのサイズは，口角から下顎角までの距離に合わせて選択する．嘔吐を誘発しやすいので，意識のある患者では禁忌となる．NPAのサイズは，患者の小指の太さや鼻孔から外耳道までの距離に基づいて選択するとされているが，信頼性はない[8]．NPA挿入により30％の患者で出血をきたすと報告されているので，易出血性の患者では注意を要する．また，頭蓋底骨折のある患者でNPAを使用し，頭蓋内へ迷入したとの報告

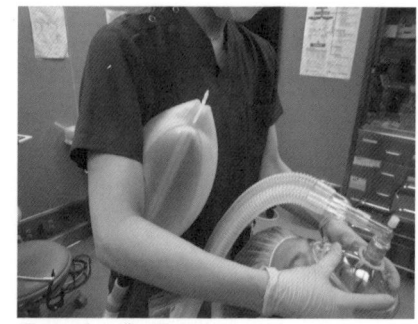

図2 バッグに長めのホースをつける

があり，禁忌と考えられている．NPAのベベルは左に向くように切られているので，右の鼻孔から挿入した方が

— 88 —

表2

	Ventilation status grades with anesthesia provider's best effort		
expression of ventilation status	V 1	V 2	V 3
ventilation status	normal	subnormal	abnormal
difficulty of airway maintenance	easy	difficult	impossible
potential development of severe hypoxemia	No	possible but unlikely	Yes
potential development of severe hypercapnia	No	Yes	Yes
expected tidal volume range	greater than 5 ml/kg	2 to 5 ml/kg	less than 2 ml/kg
capnogram waveform	all phases	lack of phase III	none
typical capnogram waveform			

〔文献8)より引用・改変〕

Kisselbach部位を傷つけにくいと推測されるが，他の要素(鼻中隔弯曲など)に優先するものではない．

OPAとNPAは気道閉塞を解除する部位が異なるため，両者を併用する状況もあり得る[4]．

Ⅵ．気道管理ガイドラインに基づくマスク換気

日本麻酔科学会の「気道管理ガイドライン」(JSA-AMA)[9)]では，マスク換気を重視し，カプノメーターの波形によりマスク換気の容易さをV1, V2, V3で表現している(表2)．

V1は第Ⅲ相(プラトー相)が認められる状態．V2とは第Ⅱ相は見られるが，第Ⅲ相が見られない状態．V3はカプノメーターで呼気が認められない状態で，マスク換気が困難と見られる状態である．いくつかの方法を用いてもV3状態から離脱できない場合，低酸素となる前にアルゴリズムの次の段階(気管挿管，声門上器具など)に進むことをガイドラインでは推奨している．

Ⅶ．気道内圧

マスク換気時の気道内圧は，聴診法で20cmH$_2$O以上では胃内送気の可能性があるとされ，25cmH$_2$O以下の圧

での換気が勧められてきた[10]．最近，超音波で胃前庭部を評価した研究（上気道はOPAにより開放されている）では，15cmH$_2$Oが適切であると報告されている[11]．ただし，あまり低いと低換気の可能性がある．上気道の閉塞がある患者では，ポップオフバルブ（APL）での設定やモニターに示される圧は，そのまま気道内圧を意味しない．また，肥満など胸郭・肺コンプライアンスの低い患者では，換気を成立させるためにこれ以上の圧が必要となることもある．

Ⅷ. 特殊な姿勢でのマスク換気（側臥位・腹臥位）

気道閉塞が改善されない場合や，高度の肥満などで横隔膜が圧し上げられている患者では，側臥位としてのマスク換気も換気困難を回避できる可能性がある[1]．手術体位が側臥位である場合などは，最初から側臥位として麻酔導入およびマスク換気を行うことが有用かもしれない．この場合，顔だけはやや上を向けることでマスク保持は容易になる．

さらに特殊な姿勢として，腹臥位においても顔を横に向ければマスク換気は可能である[12]．左手でマスク保持，右手で換気をする場合，患者が右を向いていると（施術者にとって左向き）EC法をとることができず，下顎とマスク下部を保持することになるが，つかみきれずにマスクを顔に圧しつける力で患者の頭部が後屈し，うまくフィットしないことがある．このときは介助者に患者の後頭部を押さえてもらうと換気が容易となる．

Ⅸ. BVMによるマスク換気

BVMは，病棟や外来における蘇生以外でも，手術室外での麻酔機会などで使用されるかもしれない．患者にBVMを通じて酸素投与を行うとき，麻酔器回路と同様に扱うと問題が生じる危険がある．

Ⅹ. BVMの構造

BVMは換気バッグとリザーバー，患者バルブで構成される．新生児・小児用および一部の成人用には，気道内圧が過剰に上昇しないようにリリースバルブがついている．換気バッグの容量は成人用で1,500〜2,500m*l*程度，リザーバーの容量はさまざまである．使用する換気バッグの容量を知っておくと，自分が行っている換気の1回換気量が推測できる．

換気バッグを加圧していないときに，接続している酸素はリザーバーに貯まっていく．リザーバーがいっぱいになると，リザーバーと換気バッグの間のインテークバルブ（図3参照．以下，バルブの名称はレールダル・シリ

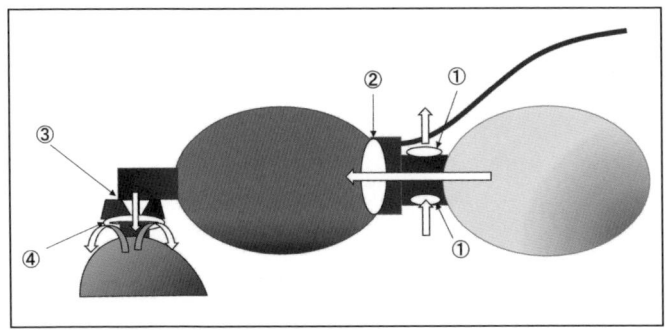

図3 バッグバルブマスク(BVM)の構造
①フラップバルブ，②インテークバルブ，③リップバルブ，
④ディスクメンブレン
ブロック矢印は酸素・大気の流れを表す．

コン・レサシテータ［LSR］のものを使用)が開き，換気バッグに酸素が流入する．過剰な酸素はフラップバルブから排泄され，またリップバルブからも流れて患者に当てたマスクに供給される．したがって，BVMに酸素をフリーで流すとき，リザーバーが膨らんでいなければBVMから患者に酸素は投与されていない．また製品により違いはあるが，リザーバーが膨らんだ状態であっても，患者側のマスクに流れる酸素流量は流量計に示されるよりもはるかに少ない．筆者が測定したところでは，酸素を15L/分で投与したときに，LSRでは5～7L/分，あるディスポーザブル製品では3L/分程度しか患者側には流れなかった．

高濃度酸素を投与するときには，患者の吸気によりリップバルブが開放するようにマスクを密着させるか，補助換気を行う．

バッグを加圧すると，リップバルブが開き，患者側へガスが流れる．加圧したバッグをリリースすると，リザーバーから酸素がインテークバルブを通して換気バッグ内に流入するが，フラップバルブから大気も流入する．大気の流入量は酸素流量，リザーバーの容量，1回換気量と換気回数，リリースする速度などに影響を受ける．リザーバーが虚脱したままで加圧を開始するときには，バッグ内の酸素濃度は低下している[13]．

BVMでも，片手保持で換気が困難なときは両手でのマスク保持が基本となる．二人法は前述した場合以外に，頸椎保護が必要な場合にも有用である．

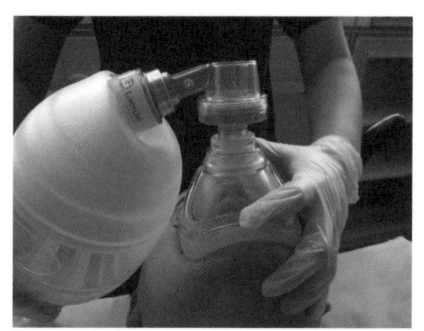

図4 BVMを保持しやすくする一例

　BVM特有の問題点として，マスクとバッグの角度を一定に保たなければ接続が外れやすいことがある．ベッドの高さが低ければバッグを保持する腕を体側につけることで，保持がしやすくなる．血管撮影室での麻酔導入など，ベッドが高く脇を開けざるを得ないときは，バッグの患者バルブに接続する近くの部分を曲げて患者の右頬に添わせると，保持しやすくなる(図4)．

参考文献

1) Baraka AS, Salem MR：Preoxygenation, Benumof and Hagberg's Airway Management, 3rd ed. Edited by Hagberg CA. Elsevier Saunders, Philadelphia, 2013, 280-297
2) Henderson J：Air management in the adult, Miller's Anesthesia, 7th ed. Edited by Miller RD. Churchill Livingstone, Philadelpia, 2010, No. 94191-96361 (Kindle file)
3) Baraka AS, Taha SK, Aouad MT, et al.：Preoxygenation：comparison of maximal breathing and tidal volume breathing techniques. Anesthesiology 91：612-616, 1999
4) 浅井隆，上嶋浩順：気道確保，周術期管理チームテキスト(第2版)．日本麻酔科学会・周術期管理チームプロジェクト編．日本麻酔科学会，2011，191-212
5) Jiang Y, Bao FP, Liang Y, et al.：Effectiveness of breathing through nasal and oral routes in unconscious apneic adult human subjects：a prospective randomized crossover trial. Anesthesiology 115：129-135, 2011
6) Backeris M, Dalby P：Mask ventilation, Atlas of Airway Management：Techniques and Tools, 2nd ed. Edited by Orebaugh SL, Bigeleisen PE. Lippincott Williams & Wilkins, Philadelphia, 2012, 13-20
7) Sato Y, Ikeda A, Ishikawa T, et al.：How can we improve mask ventilation in patients with obstructive sleep apnea during anesthesia induction? J Anesth 27：152-156, 2013
8) JRC(日本版)ガイドライン作成合同委員会：成人の二次救命処置(ALS)，JRC蘇生ガイドライン2010．日本蘇生協議会・日本救急医療財団監修．へるす出版，東京，2011，45-142
9) 日本麻酔科学会：JSA airway management guideline 2014：to improve the safety of induction of anesthesia. J Anesth. Published online 03 July 2014 doi：10.1007/s00540-014-1844-4
10) Matten EC, Shear T, Vender JS：Nonintubation management of the airway：airway maneuvers and mask ventilation, Benumof and Hagberg's Airway Management, 3rd ed. Edited by Hagberg CA. Elsevier Saunders, Philadelphia, 2013, 324-339

11) Bouvet L, Albert ML, Augris C, et al.: Real-time detection of gastric insufflation related to facemask pressure-controlled ventilation using ultrasonography of the antrum and epigastric auscultation in nonparalyzed patients: a prospective, randomized, double-blind study. Anesthesiology 120:326-334, 2014

12) 清水功:腹臥位手術とLMA―とくに腹臥位挿入について―. 臨麻 29:543-546, 2005

13) 尾崎孝平:臨床編:危険な蘇生バッグ, 医療ガスを安全に使うためのQ&A ねえねえ知ってる？ガスのこと！. 住友精化株式会社, 岩谷産業株式会社, 東京, 2006, 15-25

第3章 麻酔と気道確保

6

ビデオ喉頭鏡

横浜市立大学大学院医学研究科生体制御・麻酔科学
倉橋清泰

> 70年以上にわたり使用されてきたミラー型やマッキントッシュ型の直視型喉頭鏡の必要性が今後も続くことには疑いの余地はない．ただし，これらの器具における欠点も明らかであり，それを軽減／克服した器具は，臨床のさまざまな場面でその有用性が論じられている．本稿では，それらの器具の中でも最近特に機種や型が充実してきているビデオ喉頭鏡について，手術室や集中治療室，あるいは緊急気道確保が必要になる現場における器具の調達および実際の使用に際しての参考になるように，その有用性と問題点を整理して紹介した．

はじめに

気道確保や人工換気のために気管チューブの挿入が必要となる．古典的には，あるいは今でもほぼ一般的にミラーあるいはマッキントッシュ型のいわゆる直視型喉頭鏡を用いて，声門を直視下にチューブを挿入することが行われている．しかしながら，声門の観察が困難な症例で挿管不能に陥ったり食道挿管により高度低酸素や死亡という重篤な合併症を起こすことが歴史的に数多く報告されている．これらの不都合を解消する目的で，各種ビデオ喉頭鏡が開発された．

本稿の目的は，各種のビデオ喉頭鏡の優劣を議論するものではない．また，参考とする文献には1種類のビデオ喉頭鏡について検討されているものも数多くあるが，本稿では原則的に器材の違いは区別せずにビデオ喉頭鏡として包括的に取り扱った．したがって，場合によってはある種類のビデオ喉頭鏡には当てはまるものが別のビデオ喉頭鏡には当てはまらないという事象があることをご注意いただきたい．

表1　現在本邦で入手可能なビデオ喉頭鏡

名称	製造／国内販売	チューブ誘導機能	リユース／ディスポーザブル	ブレードデザイン	外部出力
グライドスコープ	ベラソンメディカル	なし	ディスポーザブル／リユース	Macintosh	外部のみ
McGRATH MAC	コヴィディエン	なし	ディスポーザブル	Macintosh	なし
C-MAC	カール・ストルツ	なし	リユース	Macintosh/Miller	外部のみ
King VISION	キングシステムズ／アコマ	あり／なし	ディスポーザブル		可
エアウェイスコープ	SUWAオプトロニクス／HOYAサービス	あり	ディスポーザブル	喉頭蓋展開板	可
エアトラック	プロドール／泉工医科	あり／なし／DLT用あり	ディスポーザブル	Macintosh/Miller	可

DLT：ダブルルーメンチューブ

I. 喉頭鏡の開発の流れ

1940年代にミラー型とマッキントッシュ型の喉頭鏡が発表された．その後長い間，現在に至るまでこれらが広く使用されているが，挿管に際して声門の可視化を向上させるための器材の開発は，国内外で1990年頃以降盛んになった．ブレードの先端を可動式にして喉頭展開を容易にしたマッコイの喉頭鏡や，ブレードの中央部を135°の角度に折り曲げ，その部分を鏡面仕上げにしてブレード先端の鏡面像をその部位に映して喉頭の視認を容易にしたサイカー・ミラー型喉頭鏡などがあげられる．一方，プリズムとビデオカメラシステムを用いて施術者以外（指導者等）が喉頭鏡先端部分の観察を施術者と同時に行えるように開発されたAirway Cam Direct Laryngoscopy Videoシステムも，従来の喉頭鏡の欠点を補う上で意味深い．これらの開発の流れの中で，喉頭鏡の先端にカメラと光源を設けてモニターで声門が観察できるように開発されたのがビデオ喉頭鏡である．

II. ビデオ喉頭鏡の種類

各社から種々発売されているが，大きく分けてチューブガイドの有無で分類することができる（表1）．チューブガイドのないタイプのビデオ喉頭鏡で

は，一般的にスタイレットを必要とし，またビデオ喉頭鏡の視野にまでチューブ先端を進めていく口腔内操作の際に，盲目的にチューブを操作することになる．このことが後述する合併症の発生に関連してくる．一方ガイドのあるものでは，声門付近までチューブを進めるのは容易であるが，使用できるチューブのサイズに制限が生じる．ダブルルーメンチューブには一部の機種しか対応していない．さらには，チューブガイドによりブレードが厚くなり開口制限のある患者には使いにくくなる．

ビデオ喉頭鏡のブレード部分の素材もさまざまであるが，この部分がリユーザブルのものとディスポーザブルのものに大別される．この違いは一概に優劣はつけられないが，主に感染対策とコストに関連してくる．

Ⅲ．ビデオ喉頭鏡の特徴（優位性）

(1) 声門の視認性

従来の直視型喉頭鏡に比べ，ビデオ喉頭鏡は声門の視認性が向上することが多くの報告で述べられている[1〜3]．直視型喉頭鏡ではCormack & Lehane (C & L) grade 3〜4となる症例の大半が，ビデオ喉頭鏡を用いた場合C & L grade 1〜2となっている．また，挿管困難症例での使用でも，非常に良い視野を得られることが示されている[4〜6]．

(2) 手技にかかる時間に与える影響

ビデオ喉頭鏡の方が直視型喉頭鏡よりも早いとする研究からその逆まで さまざまである．これらをメタ解析すると，ビデオ喉頭鏡と直視型喉頭鏡の間に手技にかかる時間には差がない[7]．

(3) 成功率の検討

挿管困難症例においては，ビデオ喉頭鏡での挿管成功率と初回手技での挿管成功率はともに直視型喉頭鏡に比べて高い[7]．

(4) 頸椎の動揺性

頸椎の動揺性のある患者の挿管に際して，どのような器材を用いるかは重要である．ビデオ喉頭鏡はその一つの選択肢になるが，はたして安全に使用できるといえるであろうか．Manual in-line stabilizationを行いつつ挿管した際に，ビデオ喉頭鏡は直視型喉頭鏡と同程度に頸椎の角度を変化させたとの報告がある[8]．一方で，ビデオ喉頭鏡は直視型喉頭鏡よりも頸椎の動揺性を減らすとの論文があるが[9]，neutral位からは有意に「動く」ということも明らかになっており[10]，「絶対に頸椎を動かしてはいけない患者」においては，ビデオ喉頭鏡を用いた挿管の適応は慎重に検討すべきである．

(5) 同時観察可能人数

直視型喉頭鏡では，喉頭－咽頭－口腔軸の延長上に実際に視線がなくては

喉頭の観察を行うことができないため，一時に1人しか観察できない．一方ビデオ喉頭鏡は，ほとんどの機種において喉頭鏡の先端の画像をディスプレーに投射しているため，複数の人間が同時に観察を行うことができる．外付けのモニター(表1)は，携行性は悪いものの多人数での観察には優れている．これにより，安全性の確保あるいは教育的な効果が期待される．

(6)循環に与える影響

喉頭展開によるストレスは大きく，それによる循環の変動が時に問題となる．ビデオ喉頭鏡は，咽頭／喉頭にかかる物理的な力が圧倒的に少ないために，ストレスが軽減され，循環の安定をもたらす[11],[12]．心血管系の併存疾患を持つ患者で血圧や脈拍を上昇させたくない症例や，循環が不安定で導入時の麻酔薬の量を制限したい症例などにおいて特に有用性が高いと考えられる．

(7)挿管体位の制限

従来型の直視型喉頭鏡を使用する挿管では，患者の体位は仰臥位が基本でありせいぜい左半側臥位で使用するくらいであろう．外部モニターに接続可能な機種を含み，大方のビデオ喉頭鏡では施術者の視線は喉頭-咽頭-口腔軸の先に位置する必要がないことから，例えば座位で対面する形でも挿管が可能となる．災害現場等での有用性がいわれているが，手術室においても，例えば口腔内から出血している患者や，臥位にすると換気に問題の生じる患者などにおいて，挿管時の患者体位に自由度が増す．

Ⅳ．ビデオ喉頭鏡の問題点

(1)挿管失敗例

ビデオ喉頭鏡は，喉頭の視認性が良い反面，「見えているのにうまく挿管できない」という事態を生じ得る[1]．チューブガイドの有無をはじめ機種別の特性の違いもあるが，それぞれ対処法も紹介されているので文献を参考にされたい．

(2)合併症の発生

ビデオ喉頭鏡を用いた挿管時の気道損傷が観察研究[13]といくつかの症例報告[14]～[17]報告されており，注意が必要である．この合併症は，主にチューブガイド機能のないビデオ喉頭鏡の使用時に起こっている．チューブを口腔内に挿入した後に，ビデオ喉頭鏡によりその先端が見えるまでの間，チューブを視認できないいわゆるブラインド操作の時間帯があることがその原因と考えられる．ガイド付きのビデオ喉頭鏡(表1)はこの点での危険性を回避できると考えられる．一方，ビデオ喉頭鏡を挿入する際に，直視型喉頭鏡の挿入時のくせで先端を患者右側に傾けて挿入した際に口蓋弓を損傷したとの報

告もあり，あわせて注意が必要である．
(3) 先端の曇り

カメラを通して間接的に視野を得る器材の宿命から，その部位に曇りが生じると観察が妨げられる．室温よりも高い温度で，かつ水蒸気が飽和している口腔内に器材を挿入することから結露は避けられない．機種によっては曇り防止が施されているものもあるが，なんらかの結露対策が必要である．

(4) 開口困難例での使用の制限

ブレードの厚みがあるために，開口制限のある患者には使用ができない場合がある．最近はブレードの厚みを減じた製品ラインナップをそろえる機種もあるが，物理的な制限により他の挿管器具を用いる必要が生じる可能性がある．

(5) 解剖学的異常のある症例

解剖学的異常や浮腫により咽頭／喉頭の構造が正常と大きく外れている症例では，ビデオ喉頭鏡を使用するとかえって声門の視認が難しくなる場合がある．これは，ビデオ喉頭鏡の視野が狭いために，想定される部位に声門がなかった際に，それを見つけるのに難渋することが原因として考えられる．

V. 挿管困難症におけるビデオ喉頭鏡の位置づけ

ビデオ喉頭鏡は，米国麻酔科学会（American Society of Anesthesiologist：ASA）が編纂したガイドラインで，挿管困難症の際に使用を考慮すべき器具の一つにあげられている[7]．当ガイドラインでは，挿管困難が予測される患者や模擬挿管困難例の前向き比較対照試験（RCT）のメタ解析において，ビデオ喉頭鏡は従来の直視型喉頭鏡に比して①喉頭の見え方が向上し，②挿管の成功率が上昇し，③初回挿管手技における成功の頻度が高いことが示され，その使用は高いエビデンスレベルで推奨されている．

まとめ

ビデオ喉頭鏡の特徴と使用上の注意について整理した．直視型喉頭鏡に比べて優位な点が数多くあるものの，合併症の発生等注意すべき点も多々あることを認識する必要がある．困難気道への対策としてガイドラインに明記されていることから，手術室など気管挿管を日常的に行う部署や緊急気道対応をする部署においては，ビデオ喉頭鏡を常備することが望ましい．

参考文献

1) Sun DA, Warriner CB, Parsons DG, et al.：The GlideScope Video Laryngoscope：randomized clinical trial in 200 patients. Br J Anaesth 94：381-384, 2005
2) Kaplan MB, Hagberg CA, Ward DS, et al.：Comparison of direct and video-as-

sisted views of the larynx during routine intubation. J Clin Anesth 18 : 357-362, 2006
3) Asai T, Enomoto Y, Shimizu K, et al. : The Pentax-AWS video-laryngoscope : the first experience in one hundred patients. Anesth Analg 106 : 257-259, 2008
4) Lai HY, Chen IH, Chen A, et al. : The use of the GlideScope for tracheal intubation in patients with ankylosing spondylitis. Br J Anaesth 97 : 419-422, 2006
5) Liu EH, Goy RW, Tan BH, et al. : Tracheal intubation with videolaryngoscopes in patients with cervical spine immobilization : a randomized trial of the Airway Scope and the GlideScope. Br J Anaesth 103 : 446-451, 2009
6) Enomoto Y, Asai T, Arai T, et al. : Pentax-AWS, a new videolaryngoscope, is more effective than the Macintosh laryngoscope for tracheal intubation in patients with restricted neck movements : a randomized comparative study. Br J Anaesth 100 : 544-548, 2008
7) Apfelbaum JL, Hagberg CA, Caplan RA, et al. ; American Society of Anesthesiologists Task Force on Management of the Difficult Airway : Practice guidelines for management of the difficult airway : an updated report by the American Society of Anesthesiologists Task Force on Management of the Difficult Airway. Anesthesiology 118 : 251-270, 2013
8) Robitaille A, Williams SR, Tremblay MH, et al. : Cervical spine motion during tracheal intubation with manual in-line stabilization : direct laryngoscopy versus GlideScope videolaryngoscopy. Anesth Analg 106 : 935-941, 2008
9) Wahlen BM, Gercek E : Three-dimensional cervical spine movement during intubation using the Macintosh and Bullard laryngoscopes, the bonfils fibrescope and the intubating laryngeal mask airway. Eur J Anaesthesiol 21 : 907-913, 2004
10) Hirabayashi Y, Fujita A, Seo N, et al. : Cervical spine movement during laryngoscopy using the Airway Scope compared with the Macintosh laryngoscope. Anaesthesia 62 : 1050-1055, 2007
11) Nishikawa K, Matsuoka H, Saito S : Tracheal intubation with the PENTAX-AWS (airway scope) reduces changes of hemodynamic responses and bispectral index scores compared with the Macintosh laryngoscope. J Neurosurg Anesthesiol 21 : 292-296, 2009
12) Maassen RL, Pieters BM, Maathuis B, et al. : Endotracheal intubation using videolaryngoscopy causes less cardiovascular response compared to classic direct laryngoscopy, in cardiac patients according a standard hospital protocol. Acta Anaesthesiol Belg 63 : 181-186, 2012
13) Aziz MF, Healy D, Kheterpal S, et al. : Routine clinical practice effectiveness of the Glidescope in difficult airway management : an analysis of 2,004 Glidescope intubations, complications, and failures from two institutions. Anesthesiology 114 : 34-41, 2011
14) Cooper RM : Complications associated with the use of the GlideScope videolaryngoscope. Can J Anaesth 54 : 54-57, 2007
15) Hirabayashi Y : Pharyngeal injury related to GlideScope videolaryngoscope. Otolaryngol Head Neck Surg 137 : 175-176, 2007
16) Malik AM, Frogel JK : Anterior tonsillar pillar perforation during GlideScope

video laryngoscopy. Anesth Analg 104 : 1610-1611, 2007

17) Vincent RD Jr, Wimberly MP, Brockwell RC, et al. : Soft palate perforation during orotracheal intubation facilitated by the GlideScope videolaryngoscope. J Clin Anesth 19 : 619-621, 2007

7 気管支ファイバースコープ

製鉄記念八幡病院麻酔科
青山和義　竹中伊知郎

> 気管支ファイバースコープを用いた気管挿管は，気道確保困難症例において，①困難予測症例における意識下挿管，②全身麻酔下での予期せぬ挿管困難症例における代替挿管方法，③挿管不能，マスク換気不能時の声門上エアウェイを通しての挿管方法，に良い適応となる．また気道確保困難症例以外にも，意識下挿管や経鼻挿管が必要な場合，頸椎不安定症例において適応となる．最近，ビデオ喉頭鏡など新しい有用な挿管器具が開発されているが，気管支ファイバースコープは唯一柔軟な挿管器具であり，他の硬性器具では適合できない高度な解剖学的偏位，高度な気道病変，開口不能時にも対応できる可能性がある．気道確保の方法は今後もさらに多様化していくことが予想されるが，ファイバースコープを用いた気管挿管は，麻酔科医にとって習得しておくべき手技であることに変わりはない．

I．はじめに：周術期の気道管理における気管支ファイバースコープの役割

周術期の気道管理は，気道評価(困難度の予測)，気道確保(①用手的気道確保とバッグバルブマスク換気，②気管挿管，③声門上エアウェイ挿入，④外科的気道確保)，気道確保の確認，気道開通の確認，気道開通の監視，気道の清浄化，気道の保護，一側肺換気，抜管時の気道管理(自然の気道の回復)など多岐にわたる[1]（表1）．

これらの気道管理の中で，気管支ファイバースコープはさまざまな役割を果たす[2,3]（表1）．本稿では，ファイバースコープを用いた気道確保，つまり気管支ファイバースコープガイド下気管挿管に焦点をあて，解説する．

II．気管支ファイバースコープを用いた気管挿管

気管挿管には，従来より喉頭鏡を用いた方法が一般的であるが[1,4]，1～4

第3章 麻酔と気道確保

表1 周術期の気道管理におけるファイバースコープの使用・適応

気道管理の分類	細目	気管支ファイバースコープの役割
気道確保	気管挿管	・気道確保困難症例におけるファイバースコープガイド下気管挿管 ・気道確保困難症例以外のファイバースコープガイド下気管挿管
	気管挿管の確認	・気管挿管の確認(食道挿管の鑑別) ・気管チューブの適切な位置の確認 ・気管チューブおよび気道の開通性の確認
	SGA機能の確認	・声門上エアウェイ(ラリンジアルマスク, i-gelなど)の位置, 気道開通の確認
抜管	抜管前評価	・抜管前の上気道閉塞の可能性(気道の浮腫など)の評価, 診断
	気道の回復の確認	・抜管後の自然な気道の開通性の確認
チューブ交換	再挿管の観察, 確認	・チューブ交換時のチューブの観察, 気管挿管の確認
一側肺換気	気管支内挿管	・一側肺換気のために使用されるDLT, BBの気管支内挿入
	DLT, BBの位置確認	・DLT, BBの気管支内の位置確認
気道評価, 気道確保困難の予測	気道病変の評価	・気道病変時の気道の検査(開通性の確認) ・気道病変による挿管困難およびマスク換気困難の予測
気道の清浄化	診断	・気管支閉塞(無気肺)の有無の診断
	清浄化(治療)	・気管支の喀痰, 血液の選択的吸引

SGA:声門上エアウェイ, DLT:ダブルルーメンチューブ, BB:気管支ブロッカー

%程度の症例では声門を見ることが困難で, 気管挿管も困難となる[1),4)].

最近普及してきたビデオ喉頭鏡では, 喉頭の視野は多くの場合良好だが, 硬性の器具には限界があり, 声門を見ることが困難/不能な症例がある. また, 声門が見えても気管チューブの誘導が困難な場合があり得る.

気管支ファイバースコープを用いた気管挿管(ファイバースコープガイド下気管挿管:以下, ファイバー挿管)とは, あらかじめ気管チューブを通した気管支ファイバースコープを口腔または鼻腔から喉頭を経て気管内へと挿入し, そのスコープをガイドにチューブを気管内へと誘導する挿管方法である.

気管支ファイバースコープは, 多く

表2 ファイバー挿管の分類とその適応

適応項目		意識下 経口	意識下 経鼻	全身麻酔下 経口	全身麻酔下 経鼻
1. 挿管困難症例	①気道確保困難予測／既往症例	◎	◎		
	②予期せぬ挿管困難症例			◎	○
	③CICV時のSGA挿入症例			◎SGA経由	
2. 挿管困難症例以外	①意識下挿管 ・誤嚥の危険	○	○		
	・循環不安定	△	△〜×		
	・挿管後頚髄機能評価	○	○		
	②経鼻挿管		○		○
	③頚椎不安定症例	○	○	○	○

◎:絶対的適応,最優先, ○:適応,選択可能, △:やや難〜困難,優先順位低い, ×:不適,不能
CICV:挿管不能,マスク換気不能, SGA:声門上エアウェイ

〔文献3)より許可を得て,修正後転載〕

の気道確保用器具の中で,唯一柔軟な器具である.そのため,硬性の器具(従来の喉頭鏡,またはビデオ喉頭鏡)により声門を見るまたはチューブを誘導することが困難・不能な挿管困難症例においても,ファイバースコープを用いれば比較的容易に声門を観察でき,気管チューブを気管内へと誘導できる可能性がある[3),5),6)].

III. ファイバー挿管の適応

気道確保におけるファイバー挿管の適応には,1.気道確保困難症例における適応と,2.それ以外の適応,がある(表2).

1. 気道確保困難症例におけるファイバー挿管の適応

気道確保困難症例(マスク換気困難,挿管困難)は,ファイバー挿管の最も良い適応である.その適応は以下の3点があげられる[2),3),5)].

適応1-①:気道確保困難が予測される場合の意識下ファイバー挿管

高度マスク換気困難,高度挿管困難が予測される場合,そして,それら気道確保困難の既往がある症例においては,自然な気道開通および自発呼吸を維持した状態で気道を確保するのが安全であるため,意識下挿管が原則と

なる.

　意識下挿管にはさまざまな方法が可能であるが，ファイバースコープは唯一柔軟な器具であり，硬性の器具では困難な多様な気道に対応可能である．経口，経鼻ファイバー挿管が可能である(表2)．

適応1-②：予期せぬ挿管困難時の全身麻酔下ファイバー挿管

　全身麻酔導入後に予期せぬ挿管困難に遭遇した場合，マスク換気が良好であれば，多くの挿管方法が選択可能である．

　最近導入されたビデオ喉頭鏡は，予期せぬ挿管困難症例に有用でしばしば使用されるが，前述したように唯一柔軟な器具である気管支ファイバースコープは，硬性の器具では困難な症例でも，声門の観察，チューブの誘導が可能である．

適応1-③：予期せぬマスク換気困難時のSGAを用いたファイバー挿管

　マスク換気不十分／不能の緊急時は，声門上エアウェイ(SGA：P114 第4章[1]-Ⅱ参照)により気道を確保する．SGAによる換気が十分な場合，SGAを通してのファイバー挿管が可能である[3),5),7)]．SGAを通して盲目的挿管が可能な場合もあるが，緊急にSGAにより気道を確保した困難症例では，より成功率が高いファイバー挿管を選択すべきである．

2. 挿管困難症例以外の適応

　気道確保困難症例以外にも，従来の喉頭鏡やビデオ喉頭鏡による挿管方法と比較して利点が多い場合，ファイバー挿管の適応となる[2),3),5)]．他の挿管用器具と比較したファイバー挿管の利点と欠点を**表3**に示す[3)]．

適応2-①：意識下挿管が必要な場合

　前述したとおり，気道確保困難症例では意識下挿管が原則である．それ以外にも，誤嚥の危険が高い場合(フルストマック，消化管通過障害，妊婦など)や循環動態が高度に不安定な場合，挿管後に神経学的評価が必要な場合(頸椎外傷時など)に意識下挿管の適応となる[1),3),4)]．

　循環動態が不安定な場合は，気道確保困難症例以外では，迅速性，簡便性において，喉頭鏡(ビデオ喉頭鏡)を用いた方法の利点が大きい．

　誤嚥の危険性が高い場合は，刺激や患者の苦痛がより少ないファイバー挿管の適応となる[2),8)]．

　ファイバー挿管は，他の方法よりも頸椎の動きがより少ないと考えられており，挿管後に頸椎損傷の評価が必要な場合は，意識下ファイバー挿管の適応となるが，明らかなエビデンスはなく異論もある[9)](「適応2-③：頸椎の不安定性がある場合」も参照).

適応2-②：経鼻挿管が必要な場合

表3 挿管方法の比較

	ファイバースコープによる挿管	従来の喉頭鏡による挿管	ビデオ喉頭鏡による挿管
迅速性	やや時間がかかる	◎迅速（挿管困難以外）	◎迅速
簡便性	器材必要（高価）	◎簡便	比較的簡便だが器材必要（やや高価）
気道確保困難への対応	◎良い適応，最も柔軟	困難	◎良い適応
患者の不快感・刺激（意識下挿管時）	◎より少ない	強い	やや少ない
心血管系の反応	◎より少ない	大きい	やや少ない
手技の難易度	熟練の必要あり	◎通常の手技，一般的	◎初心者でも比較的容易
血液・分泌物の視野への影響	受けやすい	◎受けにくい	受けやすい
開口不能時の対応	◎経鼻挿管は比較的容易に可能	不能	不能
歯牙損傷の危険	比較的少ない	高い	やや高い
道具の洗浄・消毒	やや難	◎容易	◎容易（多くのブレードはディスポーザブル）

◎：より有利な点　　　　　　　　　　　　　〔文献3）より引用・改変〕

手術の要求や開口不能（気道確保困難症例に分類される場合が多い），歯牙の脆弱により，経鼻挿管が必要となる場合がある．挿管困難症例以外では喉頭鏡（またはビデオ喉頭鏡）とマギル鉗子でチューブを誘導する方法[1),4)]も可能であるが，操作がやや複雑であるため，経鼻挿管ではファイバー挿管の方が好まれる場合も多い[2),3)]．マスク換気が困難でないと予測されれば，全身麻酔導入後に，経鼻ファイバー挿管を行うことも可能である．

適応2-③：頸椎の不安定性がある場合

頸椎の不安定性がある場合，頸髄損傷を避けるために，気管挿管時の頸椎の動きをできる限り少なくする方がよいと考えられている[2),9)]．一般的に，ファイバー挿管は頸椎の動きが少ないと考えられており，頸椎の不安定性がある場合，用手的頸部固定操作を行いながらファイバー挿管がよく行われ

表4 ファイバースコープガイド下気管挿管の分類

1) 挿管時の患者の意識状態による分類
   意識下ファイバー挿管(鎮静下,局所麻酔下を含む)
   全身麻酔下ファイバー挿管
   意識障害下ファイバー挿管(心肺停止下を含む)

2) 経路による分類
   経口ファイバー挿管
   経鼻ファイバー挿管
   経声門上エアウェイ(SGA)ファイバー挿管

3) 手順による分類
   スコープ先行法(経口)
   スコープ先行変法(経鼻)
   チューブ先行法(経口・経鼻)

4) その他の挿管方法と組み合わせた方法
   喉頭鏡補助によるファイバー挿管
   声門上エアウェイ(SGA)を通してのファイバー挿管
   内視鏡用マスクを用いたファイバー挿管
   逆行性挿管との組み合わせ

5) その他の特殊なアプローチ方法
   光ガイド下ファイバー挿管
   引き戻し法(側方アプローチ)

〔文献3)より引用〕

る.前述したように頸椎損傷の評価が必要な場合は,意識下ファイバー挿管の適応となり,その必要がなければ全身麻酔下ファイバー挿管が行われる.しかし,その有効性は明らかなエビデンスはなく異論もある[9].頸椎がハローベストなどで固定されている場合は,気道確保困難症例として意識下ファイバー挿管の適応である.

Ⅳ. ファイバー挿管の分類

ファイバー挿管は,1)挿管時の患者の意識状態,2)挿管経路,3)手順により**表4**のように分類され[2),3)],それぞれの状況で(全身麻酔下か意識下),それぞれの経路にて(経口か経鼻),それぞれの手順で(スコープ先行法かチューブ先行法)行うことができる[2),3)].例えば,チューブ先行法による意識下経鼻ファイバー挿管,スコープ先行法に

よる全身麻酔下経口ファイバー挿管,のように行われる.またファイバー挿管は,さまざまな他の挿管方法と組み合わせた方法も行われている.これらの分類とその適応について表2に示した.詳細については他の文献を参照してほしい[2),3)].

V．ファイバー挿管の経路

ファイバー挿管は,口腔から(経口挿管)または,鼻腔から(経鼻挿管)のどちらの経路でも行うことができ,それぞれの経路に利点,欠点がある[2),3)].挿管経路は,臨床状況(適応状況),外科的要求,挿管者の経験等により決定される(表2).

筆者らは,意識下,全身麻酔下ともに特別な適応がなければ,鼻出血の危険がなく,鼻腔内処置の手間のない経口挿管を通常は第一に選択している[3),5)].経口挿管では,挿管用エアウェイを使用してスコープの正中を維持することが重要である.高度気道確保困難症例においては,スコープの正中維持と喉頭観察の容易さのため,経鼻ファイバー挿管を第一選択とする場合もある[3),5)].

VI．必要器具,スコープ操作,準備

通常の気管挿管に必要な器具以外に,ファイバー挿管には,気管支ファイバースコープ,光源装置,レンズの曇り止め,挿管用エアウェイ(経口時),吸引装置,が必要である[2),3)].ビデオカメラ,モニターは必要ではないが,助手の補助,複数人での手技の確認,教育にとても有用である[3)].

ファイバースコープの構造,各部の名称と役割,操作方法に習熟しておく必要がある[3)].

VII．手技,手順

全身麻酔下か意識下か,経口か経鼻か,スコープ先行法かチューブ先行法かにより,手技には若干の違いがあるが,主な操作手順は,I．操作前処置,II．ファイバースコープを気管内へ留置,III．気管チューブを気管内へ留置,IV．挿管後処置,からなる[2),3)].操作手順のポイントを表5に示す.

VIII．問題点とその解決

ファイバー挿管時は,①スコープによる声門観察困難(スコープの視野閉塞,部位判定困難,進路閉塞),②スコープ操作,気管内挿入困難,③気管チューブの進行困難,が主な問題となる[2),3),10)].これらの困難により,操作が長時間に及ぶと低酸素血症の危険性が,また操作が頻回になれば,気道組織の損傷の危険性があり,これらは避けなければならない.それらを解決するためのファイバー挿管の鉄則[3)]を表6に示す.

表5　経口・経鼻ファイバー挿管の手順

		経口ファイバー挿管	経鼻ファイバー挿管
Ⅰ．操作直前処置		ファイバー挿管時の頭位（頭頸部軽度伸展位）をとる	
		挿管用エアウェイを口腔内に挿入	鼻腔内処置：血管収縮薬[*1]・局所麻酔薬[*2]・消毒薬[*3]塗布　[*1] 10-20万倍エピネフリンなど，[*2] 意識下挿管時に1-4%リドカインなど，[*3] ポビドンヨードなど
		口腔・咽頭内の分泌物を吸引	
		前酸素化（preoxygenation）	
		意識下挿管時：静脈麻酔薬を点滴回路に接続し，挿管後の投与準備	
		スコープ先行法：スコープを気管チューブ内に通して，スコープ近位部に固定	
Ⅱ．ファイバースコープを気管内へ留置		チューブ先行法：気管チューブを口腔内の挿管用エアウェイ内へ8-10cm程度挿入後，ファイバースコープをチューブ内へと挿入．チューブ先端の位置調整	チューブ先行法：気管チューブを13-14cm鼻腔内へ挿入
		スコープ先行法：スコープを口腔内，エアウェイ内へと挿入	スコープ先行変法：ファイバースコープを鼻腔内，鼻咽頭から口腔咽頭まで挿入後，それをガイドに気管チューブを鼻腔内から咽頭まで挿入（経鼻挿管では純粋なスコープ先行法はあまり行われない）
		下顎挙上，頭部後屈，深呼吸（意識下挿管時）などで気道のスペースを拡げる	
		スコープを咽頭から喉頭・声門を通して気管内（分岐部近く）へと進める	
Ⅲ．気管チューブを気管内へ留置		気管チューブをファイバースコープのガイドに沿って咽頭・喉頭・声門・気管内へと進める	
		チューブの位置確認・ファイバースコープの抜去	
Ⅳ．挿管後処置		カフへの空気注入，呼吸回路接続，換気を開始，気管挿管を再確認（視診，聴診，カプノグラム）	
		意識下挿管時：全身麻酔導入（静脈麻酔・吸入麻酔）・筋弛緩薬投与	
		挿管用エアウェイを抜去	
		気管チューブを固定	

〔文献3〕より許可を得て，修正後転載〕

表6 ファイバー挿管成功のための鉄則

分類	鉄則番号	鉄則
DAM上の鉄則	①	出血や分泌物，浮腫が増強する前に，ファイバー挿管に切り換える
声門を見るための鉄則	②	とにかく下顎挙上で口腔・咽頭のスペースを広げる
	③	ファイバースコープを正中に維持する(経口挿管時は挿管用エアウェイを使用)
	④	スコープはむやみに押し進めない．スコープ先端はできるだけ組織に接触させない
	⑤	視野が閉塞したら，またどこを見ているのか解らなくなったら，スコープを引き戻す
	⑥	分泌物，血液が多い場合は，別に除去する(適宜，喉頭鏡，太い吸引カテーテルを使用)
スコープ操作の鉄則	⑦	ファイバースコープの緊張を保ち，ループ形成・ねじれを起こさない(手術台を低く・足台の利用)
	⑧	進みたい方向を視野の中央に位置させて，スコープを進めていく
	⑨	スコープ先端部分を極度に屈曲させたまま進めない
チューブ進行の鉄則	⑩	(チューブ進行困難時)チューブを反時計回りに90度回転させながら進める

DAM：Difficult Airway Management；困難気道管理　〔文献3)より許可を得て，修正後転載〕

チューブ進行困難の原因の多くは，チューブ先端が喉頭組織(主に右披裂軟骨部分)に衝突して，進行を妨げられることによる[2),3),10)]．またはチューブがスコープをガイドとせずに，下咽頭から食道へと進行していることもある[2),3),10)]．

チューブ進行困難の解決には，予防と対処が重要となる．予防としては，太いファイバースコープや細い気管チューブを使用してスコープとチューブの間隙を小さくする，リンフォースチューブやパーカーチューブを使用して

チューブの材質・先端の形状を変える，などがある．対処としては，チューブをいったん数センチ引き抜き，気管チューブを反時計回りに90°回転させてベベルを腹側に向けてからチューブを進めることが重要である[2),3),10)]．

IX. トレーニング，今後の展望

ファイバー挿管の技術は一朝一夕に上達するものではない．その技術習得には100症例ほどが必要ともいわれている[2)]．知識(気道の解剖および各部位のスコープ視野の知識，器具の知識，

手順,困難対策の知識)の習得は必須である[3]．

気管支樹モデル,挿管用マネキンを使用したoff-the-jobトレーニングにより,スコープの操作・取り扱いには十分習熟しておく[2,3]．On-the-jobトレーニングとして,肺外科におけるダブルルーメンチューブ使用時のファイバースコープの使用[11]は,スコープの取り扱いに慣れるのに有効である．ダブルルーメンチューブの抜管後,上気道の分泌物の吸引にファイバースコープを用いることにより,意識下での喉頭・声門の観察,吸引,嚥下反射時の視野などを体験できる．

最近,挿管困難症例に対してビデオ喉頭鏡など新しい有用な器具が開発されているが,気道は個々の症例で極めて多様であり,これらの硬性の器具は取り扱いが容易である反面,対応できないケースもありうる．気管支ファイバースコープは唯一柔軟な挿管器具であり,他の硬性挿管用器具(喉頭鏡,ビデオ喉頭鏡など)では適合できない高度な解剖学的偏位,高度な気道病変,開口不能時にも対応できる可能性がある[3,5,6]．

さらに,本稿では詳しく触れなかったが,気管支ファイバースコープは挿管用具としての役割のみならず,気道管理において気道の診察,気道の問題の診断用具として多くの役割を担っている[3,5](表1)．気道確保の方法は今後もさらに多様化していくことが予想されるが,麻酔科医および救急やICUに携わる医師にとって,ファイバースコープを用いた気管挿管は習得しておくべき手技であることに変わりはない．

参考文献

1) 青山和義：必ずうまくいく！ 気管挿管(改訂版)．羊土社,東京,2009
2) Ovassapian A(ed)：Fiberoptic Endoscopy and the Difficult Airway, 2nd ed. Lippincott-Raven, Philadelphia, 1996
3) 青山和義,竹中伊知郎：これならできるファイバー挿管―エアウェイスコープ,トラキライト実践ガイド付き―．メディカル・サイエンス・インターナショナル,東京,2011
4) Gal TJ：気道管理．ミラー麻酔科学．Miller RD編,武田純三監修．メディカル・サイエンス・インターナショナル,東京,2007,1259-1286
5) 青山和義,竹中伊知郎：Difficult airway management(DAM)におけるファイバースコープガイド下気管挿管の現状と今後．日臨麻会誌 30：567-576, 2010
6) Fiadjoe JE, Litman RS：Difficult tracheal intubation：looking to the past to determine the future. Anesthesiology 116：1181-1182, 2012
7) Aoyama K, Yasunaga E, Takenaka I, et al.：Positive pressure ventilation during fibreoptic intubation：comparison of the laryngeal mask airway, intubating laryngeal mask and endoscopy mask techniques. Br J Anaesth 88：246-254, 2002

8) Ovassapian A, Krejcie TC, Yelich SJ, et al.：Awake fibreoptic intubation in the patient at high risk of aspiration. Br J Anaesth 62：13-16, 1989
9) Crosby ET：Airway management in adults after cervical spine trauma. Anesthesiology 104：1293-1318, 2006
10) Asai T, Shingu K：Difficulty in advancing a tracheal tube over a fibreoptic bronchoscope：incidence, causes and solutions. Br J Anaesth 92：870-881, 2004
11) 青山和義：必要器具とその準備，肺外科手術の麻酔―ダブルルーメンチューブ，気管支ブロッカーによる一側肺換気の基本とコツ―．佐多竹良編．羊土社，東京，2013, 58-114

第4章

緊急気道確保：器具と外科的処置

第4章 緊急気道確保：器具と外科的処置

1

エアウェイ・声門上器具

獨協医科大学越谷病院麻酔科
浅井　隆

> 麻酔導入後にマスク換気が困難で，下顎挙上によっても上気道閉塞が十分に解除できない場合には，適切なエアウェイを挿入する．エアウェイには経口と経鼻があるが，マスク換気困難な場合，侵襲の少ない経口エアウェイを選択する．しかしエアウェイ挿入によっても換気困難な場合，声門上器具の挿入を試みる．声門上器具は，マスク換気が困難なときの"レスキュー"器具として役立つ可能性がある．"挿管不能，換気不能"という緊急時には，挿入が容易で，換気の成功率が高い声門上器具を使うとあらかじめ決めておくのがよい．そしてすべての医療従事者は，いざというときにこれらの器具を確実に挿入できる能力を普段から身につけておく必要があろう．

はじめに

　全身麻酔の導入により自発呼吸が抑制されると，フェイスマスクを用いて陽圧換気を行う必要がある．このときに陽圧換気がしばしば困難となる．そして換気が困難な場合，低酸素血症を防ぐために適切な対処を迅速に行う必要がある．本稿では，エアウェイと声門上器具の役割について述べる．

I．換気困難の原因

1．気道閉塞の主な部位

　全身麻酔により意識がなくなった時点で，多くの場合気道が閉塞する．その気道閉塞のほとんどは，口・鼻から声門までの上気道の閉塞である．これは，意識のない人が仰臥位になっていると，舌が重力に従って"沈下"し，舌根と咽頭後壁の隙間を閉塞することにより起こる，とされている．しかし，舌根沈下が原因となるのは全体の約30％程度にすぎないことが判明している．

上気道閉塞の第2の原因は，軟口蓋による閉塞である．仰臥位状態では，口蓋垂を含む軟口蓋が咽頭後壁に垂れ下がり，上咽頭から中咽頭への通行を遮断し，鼻からの気道を閉塞する．軟口蓋による上気道閉塞は，舌根沈下による閉塞と同頻度の約30％とされている．

　上気道閉塞の第3の原因は，喉頭蓋による閉塞である．意識がなくなり筋の緊張が低下すると，喉頭蓋が倒れて，声門の"蓋(ふた)"をし続けることにより上気道閉塞状態となる．さらに筋弛緩状態では，声門自体が狭くなることが知られている．これらの複合的な原因で上気道閉塞が起こる．

2．上気道閉塞の解除法

　上気道閉塞を軽減，解除する有効な方法として，オトガイ挙上，下顎挙上，頭頸部のsniffing positionなどが知られている．全身麻酔の導入後の気道閉塞では，頭頸部をsniffing positionにすることと，下顎挙上をすることが主に用いられている．

　下顎挙上が有効な根拠は，下顎を天井に向かって挙上すると，下顎に起始している舌も挙上され，いわゆる舌根沈下が解除される，というものである．また下顎挙上により，喉頭蓋による上気道閉塞もある程度解除されることが判明している．しかし，下顎挙上では軟口蓋による閉塞が解除できない．舌根沈下により上気道閉塞が起こる頻度は30％程度なので，下顎挙上により上気道閉塞が十分に解除できないことも多い．

　下顎挙上は通常，片手で行う．一般的に，左第5指を耳介と下顎角の間の下顎枝に置き，天井に向かって下顎を挙上する．この際に口が閉まっていると，下の歯列が上の歯列に当たって下顎が移動できなくなるため，少し開口した状態で行う．また，マスクを顔に当てるときに上下口唇間が少し開いた状態にして，送気ガスを有効に投与できるように注意すべきである．

　片手で下顎挙上をしても換気が困難な場合，両手を用いて両側下顎挙上することにより，より効果的に気道を開通させ得る．両側下顎挙上を施行している者は換気バッグで用手換気できないため，アシスタントに換気を依頼する必要がある（二人法）．別の方策として，両側下顎挙上を施行している間，送気ガスを人工呼吸器で送り込む方法もある．

　頭頸部のsniffing positionと両側下顎挙上によっても換気が不十分な場合，エアウェイの使用を考慮する．

II．エアウェイ

1．エアウェイの種類

　エアウェイには経口エアウェイと経鼻エアウェイの2種類がある．経口エ

アウェイは，発明者であるグーデル(Guedel)医師の名前を冠してグーデル(あるいはゲデル)エアウェイとも呼ばれる．

経口エアウェイの目的は舌根沈下部を物理的にバイパスすることである．挿入すると，エアウェイの先端が舌根と咽頭後壁の間に位置するため，舌根沈下を物理的にバイパスして気道を開通させるのが原理である．一方，経鼻エアウェイは，軟口蓋による上気道閉塞を解除して気道を開通させるのが原理である．

2. 経口エアウェイの挿入

経口エアウェイを適切な位置に挿入するためには，エアウェイの先端で舌根を咽頭後壁に向かって押し込まないように注意する．そのためには口を十分に開け，エアウェイの大弯側を頭側に向けた状態で挿入を開始する．そして，エアウェイ先端が舌に当たらないように注意しながら，エアウェイの大弯側を硬口蓋に沿わせて挿入する．もう一つの方法として，エアウェイの大弯側を尾側に向けて挿入を開始し，エアウェイ先端部が咽頭後壁に到達したところで，180°回転させて挿入を終了する方法がある．この挿入法により，口腔内エアウェイの挿入で舌を奥に押し込むのを防止できるとされている．

3. 経鼻エアウェイの挿入

鼻中隔の変形や鼻腔粘膜の肥厚などにより鼻腔が狭窄していることがある．そのため，意識がある人の場合にはどちらの鼻から空気が通りやすいかを確認し，通りやすい方の鼻孔からエアウェイを挿入する．CT画像などがあればそれも参考にする．

挿入する前に，経鼻エアウェイの適切なサイズを決める．挿入したときに，エアウェイの先端が軟口蓋を越えるが，声門に届かない長さのものを選ぶ．挿入前に，エアウェイの近位端が鼻孔に位置するように顔の横に当て，エアウェイ先端が咽頭後壁に届くと予測される長さのサイズを選択する．

エアウェイの挿入は，弯曲の大弯側を挿入者の方に向け，鼻腔を通過するまで，ベッドにほぼ垂直の方向に進めていくのがコツである．

4. 経口エアウェイか経鼻エアウェイか？

麻酔の導入後にマスク換気が困難な場合に使用するエアウェイは，原則的に経口エアウェイを選択する．その根拠としては，経鼻エアウェイの挿入は経口エアウェイの挿入に比べ，より困難で時間を要することが多いことと，経鼻エアウェイの挿入により鼻粘膜を損傷させ，出血により換気が困難となる危険性が高いからである．

経口エアウェイは軟口蓋による閉塞と喉頭蓋による閉塞，そして経鼻エアウェイは喉頭蓋による閉塞を解除でき

ない可能性がある．また，エアウェイ挿入後に下顎挙上を解除すると，再び気道が閉塞することが多い．そのため，エアウェイの挿入後も頭頸部をsniffing positionにし，下顎挙上を保つ必要がある．エアウェイの挿入後にも換気が困難な場合，直ちに"次の手"，例えば声門上器具の挿入を考慮する．

Ⅲ．声門上器具

1．声門上器具の性能

全身麻酔中の気道確保として，従来はフェイスマスクあるいは気管挿管の主に2種類の気道確保法が用いられていた．声門上気道確保器具は1930年代に開発されたが，上気道閉塞を十分に防ぎ得ないため，1940年代の気管挿管の普及とともに使用されなくなった．1980年代にラリンジアルマスクが登場し，第3の気道確保として声門上器具という選択肢が増えた．ラリンジアルマスクの登場により声門上器具が普及したのは，その概念が従来の器具とまったく違い，その性能がずば抜けてよかったからである．

従来の声門上器具は咽頭プラグ式器具に区分でき，これらは口腔・咽頭内のチューブ周囲の隙間に"栓(プラグ)"をすることにより，送気ガスが漏れるのを防ぐ仕組みになっていた．これらの器具は上気道閉塞を直接阻止する機能がないため，しばしば器具の位置調整や下顎挙上の保持が必要であった．一方，ラリンジアルマスクは，マスクが喉頭を包み込む構造になっているため，上気道閉塞の3大原因部位をバイパスし，上気道閉塞をほぼ確実に防ぐことが可能である．

2．気道確保困難な症例での役割

麻酔の導入後，気管挿管およびマスク換気が不可能であった症例で，ラリンジアルマスク(あるいはその他の声門上器具)の挿入により換気が可能となったという症例が何例も報告された．そのため，声門上器具は，マスク換気が不可能なときの"レスキュー"器具として役立つ可能性がある，と考えられるようになった．各国の学会あるいは研究会が，気道確保が困難な症例での声門上器具の有用性を指摘している[1)～3)]．

3．どの声門上器具を使用すべきか？

声門上器具を"挿管不能，換気不能"時のレスキュー器具として用いるには，成功率の高い器具を選択すべきである．理論的には次の5点を満たす器具がよいことになる．

(1) レスキューとして役立ったという報告がある

これまで，声門上器具がレスキュー器具として役立った報告は，ラリンジアルマスクとi-gelがある[4),5)]．

(2) 器具の準備に必要な時間が短い

多くの声門上器具は，挿入前にカフ

を脱気する必要がある．一方，Air-Q "ファミリー"の一つであるAir-Qspは，カフ構造がありながらカフ内の空気を自動的に調整できるため，挿入前にカフの脱気をする必要がないとされている．またi-gelは，カフが存在していないため，声門上器具の中で準備に要する時間が最も短い器具である．

(3) 挿入に要する時間が短く，換気成功率が高い

ラリンジアルマスク・プロシールの挿入は他の声門上器具に比べより困難と報告されているため，第1選択になり難い．また，咽頭プラグ式器具(コブラエアウェイなど)も，上気道閉塞が起こりやすいため，第1選択とならない．

ラリンジアルマスク・クラシックの挿入は，第2指をマスクとチューブの接合部に位置させて，口腔から下咽頭に進める必要があるため，開口や頸部可動域に制限がある場合，挿入が困難となりやすい．一方，ラリンジアルマスク・ファーストラックやi-gelは，指を口腔・咽頭内に挿入することなく器具の挿入が可能なため，ラリンジアルマスク・クラシックに比べて換気成功率は高いことが知られている．また，i-gelは，挿入後にカフを膨らませることなく換気が可能である．そのため，i-gelはラリンジアルマスクに比べ挿入時間がより短くて済む．

(4) 気管挿管の補助器具として用いることが可能である

声門上器具のいくつかは，それを介して気管挿管が可能である．そのため，声門上器具をレスキュー器具として使用した後，それを通して気管挿管が可能な器具の使用が有用となる．

(5) 侵襲が小さい

食道閉鎖式器具に区分されるコンビチューブは，食道の中央部にまでチューブを挿入するため侵襲が大きく，麻酔導入後のレスキュー器具として選択されることはまれである．一方，ラリンジアルチューブは現在，日本の院外心肺蘇生中の気道確保器具として最も使用されている器具で，コンビチューブに比べて構造的に侵襲が小さい．

レスキュー器具として使用する場合，これらの理論上有用と思われる器具を選択すればよいが，どの器具を使用すべきかを，"挿管不能，換気不能"になってから考慮していては間に合わない．また，施設によって購入されている声門上器具にも違いがある．そのため，普段の臨床使用での各声門上器具の有用性を考慮した上で，"挿管不能，換気不能"時にどの声門上器具を使用するかをあらかじめ決めておくべきであろう．

4. 気管挿管補助器具としての役割

声門上器具のいくつかは，気管挿管のための補助器具としても有用であ

る．もともとラリンジアルマスク・クラシックを介して気管挿管が可能であることが報告されていた[6]．ただし，この方法では内径6.0mm，あるいはそれ以下の気管チューブしか通過させることができない，という欠点があった．

その後，気管挿管専用のファーストラックが開発され，内径8.0mmの気管チューブを通過させることが可能となった．またハンドルを用いることにより，マスク開口部が声門に対して真正面に向くように位置調整が可能なため，気管挿管の成功率を上げることが可能といわれている．

ラリンジアルマスク・プロシール，Air-Q，Ambu Aura-iおよびi-gelも，それを介して気管挿管が可能である．Air-Qの換気チューブは解剖学的形状に彎曲しており，成人用では内径7.5mm（サイズ3.5の場合）あるいは8.5mm（サイズ4.5）の気管チューブを挿入することが可能である．また，チューブの長さはラリンジアルマスクに比べ短く，接続コネクターを外すことが可能なため，経Air-Q挿管の後，Air-Qを抜去しやすい特徴がある．

声門上器具を介した気管挿管にはいくつかの利点がある[7,8]．
① 気管支ファイバースコープを用いて声門を確認する時間を短縮できる．
② 気管支ファイバースコープ単独で気管挿管を試みた場合，ファイバースコープを気管に挿入できても，気管チューブが披裂軟骨に衝突するなど，円滑に挿管できないことが多い．一方，ファイバースコープと気管チューブを声門上器具を通過させて進めた場合，円滑に気管挿管できる確率が高い．
③ 挿管操作の間，声門上器具を介して酸素や吸入麻酔薬をある程度投与することが可能である．

5. 声門上器具の限界

声門上器具が気道確保困難な症例で有用であるのは疑いない．しかし，"挿管不能，換気不能"時に，声門上器具がレスキュー器具として常に役立つとは限らない．さまざまな原因で声門上器具の挿入およびそれを介した気管挿管ができないことが知られている（表1）[9,10]．また，気管挿管が困難な症例では，気管挿管が容易であった症例に比べて，ラリンジアルマスクの挿入成功率は低いことが判明している[11]．そのため，"挿管不能，換気不能"時に，声門上器具が常に役立つと過信してはならない．

結　語

麻酔の導入後にマスク換気が困難な場合には，適切なエアウェイおよび声門上器具を迅速に選び，確実な方法で挿入する必要がある．特に声門上器具は，マスク換気が困難なときのレスキ

表1 ラリンジアルマスクの挿入，換気困難を起こしやすい代表的な要因

不慣れ
浅麻酔
開口制限
頭頸部伸屈曲制限
口腔咽頭部腫瘍
　扁桃肥大
　口腔内腫瘍
喉頭，気管閉塞
　喉頭痙攣
　喉頭，気管内腫瘍
　気道内異物
　外因性気道閉塞

〔文献10）より引用・一部改変〕

ューとしての役割が認識されているため，すべての医療従事者は，いざというときにこれらの器具を確実に挿入できる能力を普段から身につけておく必要がある．また，これらの器具の使用によっても換気が困難な場合には，直ちに"次の手"を用意しておく必要があろう．

参考文献

1) Apfelbaum JL, Hagberg CA, Caplan RA, et al.：Practice guidelines for management of the difficult airway：an updated report by the American Society of Anesthesiologists Task Force on Management of the Difficult Airway. Anesthesiology 118：251-270, 2013
2) Henderson JJ, Popat MT, Latto IP, et al.：Difficult Airway Society guidelines for management of the unanticipated difficult intubation. Anaesthesia 59：675-694, 2004
3) Law JA, Broemling N, Cooper RM, et al.：The difficult airway with recommendations for management--part 1--difficult tracheal intubation encountered in an unconscious/induced patient. Can J Anaesth 60：1089-1118, 2013
4) McClune S, Regan M, Moore J：Laryngeal mask airway for caesarean section. Anaesthesia 45：227-228, 1990
5) 浅井隆：マスク換気が困難な症例でi-gelが有用であった3症例．麻酔 60：850-852, 2011
6) Brain AI：The development of the Laryngeal Mask--a brief history of the invention, early clinical studies and experimental work from which the Laryngeal Mask evolved. Eur J Anaesthesiol Suppl 4：5-17, 1991
7) Asai T, Shingu K：Difficulty in advancing a tracheal tube over a fibreoptic bronchoscope：incidence, causes and solutions. Br J Anaesth 92：870-881, 2004
8) Asai T, Morris S：The laryngeal mask airway：its features, effects and role. Can J Anaesth 41：930-960, 1994
9) Asai T：Difficulties in insertion of the laryngeal mask, Difficulties in Tracheal Intubation, 2nd ed. Edited by Latto IP, Vaughan RS. WB Saunders, London, 1997, 197-214
10) 浅井隆：挿管困難症およびCICVに対するアプローチ：成人編．麻酔 55：13-23, 2006
11) Asai T：The view of the glottis at laryngoscopy after unexpectedly difficult placement of the laryngeal mask. Anaesthesia 51：1063-1065, 1996

2 輪状甲状膜穿刺（切開）

湘南鎌倉総合病院麻酔科・集中治療部
野村岳志

> 緊急時の外科的気道確保としての輪状甲状膜穿刺・切開は種々の気道管理ガイドラインの最後の手段の一つである．手技自体は喀痰吸引などを目的に計画的に行う輪状甲状膜切開と同じであるが，施行する環境は大きく異なる．SpO_2モニターが低音調で頻脈，不整脈，あるいは徐脈を告げ，アラーム音が鳴り響く中での手技である．時間的余裕はなく，数分で心停止となる．このような状況下での緊急輪状甲状膜切開はやはり手技自体の成功率が下がる．そのため換気不可能となった場合は人員を集め，生理学的状態を考えながら換気不可能に対処するタスクチームを編成する必要がある．確実な輪状甲状膜切開と同様に，二人法のマスク換気，薬剤の投与，除細動器・救急カートの準備，確実な記録記載などを行うことも重要で，タスクチームとしての対応が患者の生命予後を左右する．

はじめに

米国麻酔科学会の困難気道対処のアルゴリズムの中にcannot ventilate, cannot intubate(CVCI)状態の最終手段としてemergency invasive airway accessがある[1]．多くの麻酔科医は生涯経験しない状況および手技である．しかし，麻酔導入時に突然生じるこの状態に対処する医師は時間的猶予から麻酔科医しかいないのも事実であろう．いつ，この手技に移るかというタイミングはいろいろな意見があるが，明らかなものはない．換気不可能になった時間から重篤な状態が生じるまでの時間は，肺胞気酸素含量から酸素消費量の引き算である．すなわち，これから述べる緊急時気道確保の手段としての輪状甲状膜切開はCVCI状態への対処というよりは，cannot oxygenate (CO)状態への対処方法である．

I．輪状甲状膜の解剖（図1）

輪状甲状膜の広さは縦幅約1cm，横

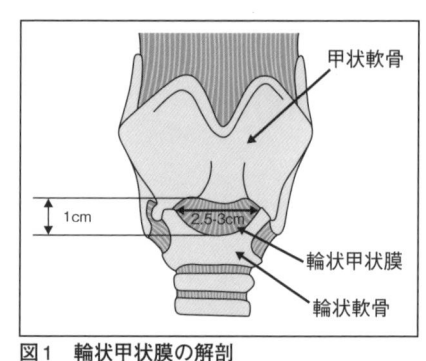

図1 輪状甲状膜の解剖
声門下気道で一番皮膚に近い気道である．通常体格の成人では皮膚から輪状甲状膜まで平均7mmである．

幅約2.5〜3cmである．したがって外径10mm以下のカニューレまたは気管チューブが挿入できる．気管チューブの場合，成人では通常は内径6.0mmを使用するが，女性や体格の小さな症例においては縦幅が約8mm程度の場合もあり，内径5.5mmの気管チューブも準備する必要がある[2]．通常体格の成人では輪状甲状膜は皮下1cm以内（7mmとの報告もある[2]）の浅部に位置しており，切開の障害となる重要な血管，神経はない[3]．ただし，輪状軟骨また気管軟骨前面には太い前頸静脈が確認できる症例もあり[4]，輪状甲状膜の位置同定を注意深く適切に行う必要がある．皮膚切開部に明らかに肉眼で確認できる静脈が認められるときは，切開時に血管を避ける．皮膚切開により出血した場合には，圧迫止血をしながらカニューレ挿入を優先する．

II．緊急輪状甲状膜切開の適応と生理学

緊急輪状甲状膜切開の適応となる症例は，上気道に解剖学的な異常がある，または病変が生じた症例である[5]．顔面外傷などで咽頭・喉頭の解剖学的変化が生じ，喉頭の構造が把握できない症例の場合には絶対適応となる．このような症例は当初から輪状甲状膜切開の必要性に疑う余地がないため，医師も比較的初期に手技開始の決定ができる．しかし，気管挿管を試みている症例の場合には，適応や施行開始の決断が難しい場合が多い．当然のことながら麻酔科医には外科的気道確保より，可能な限り気管挿管を選択したいという意識が根底にある．そのため「もう一回，もう一回」と気管挿管を試みる．しかし，換気不可能となっている状況においては，無呼吸許容時間の残りを推定して輪状甲状膜穿刺開始の決断をしなければならない．あと何回，あと何種類を試みるかではなく，無呼吸となる前の肺胞気の酸素濃度はどの程度か，機能的残気量はどの程度か，酸素消費量はどの程度か，などを考える必要がある．種々の患者状態での無呼吸許容時間を理解すべきである（**表1**）[6]．しかし，ガイドラインには，輪状甲状膜切開開始のタイミングについて明言

表1 前酸素化, FRC, 酸素消費量と無呼吸許容時間の関係

	呼気酸素濃度 (%)	FRC (ml)	酸素消費量 (ml/分)	無呼吸許容時間 (分)
空気呼吸成人	16	2500	250	0.6
成人	90	2500	250	8.0
肥満体成人	90	1250	350	2.9
肥満体成人（ヘッドアップ体位）	90	1500	350	3.4
妊婦	90	1000	400	2.0
高齢者	90	2250	200	9.0

FRC：機能的残気量，無呼吸許容時間：計算上で$SpO_2 = 90\%$になるまでの時間

〔文献6)より引用・改変〕

しているものは少ない．換気不可能になった後にSpO_2が90％以下となり，その時点で有効な酸素投与の手段が見つからない場合にはすぐに準備すべきである．また，徐脈になったら即座に施行すべきというガイドラインもある[7]．

Ⅲ. 緊急輪状甲状膜切開の禁忌および合併症(表2，表3)

輪状甲状膜切開の禁忌は12歳以下の症例である．解剖学的に小児の上気道では声門下が狭く，この部位を切開してカニューレを挿入すると高率に合併症を生じる[8),9)]．挿入中に気管損傷や粘膜損傷を合併する可能性も高く，抜去後も粘膜損傷から声門下狭窄を発生する可能性も高い．切開を行った症例では成長期を通して，長期の経過観察が必要であると報告されている[10)]．可能な限り，切開は避けて穿刺による酸素投与などの他の方法をとるべきと考える．

合併症は切開によりカテーテル挿入手技中に生じるもの，換気開始時および換気継続により生じるもの，そして治療終了後に生じるものに分けられる．また緊急で行った輪状甲状膜切開では72時間以上カニューレを留置すると声門下狭窄や輪状甲状軟骨の損傷が生じやすいとされ，それ以上長期の留置が必要な場合は気管切開に移行すべきといわれている[8),11)]．緊急輪状甲状膜切開を施行した部署別の合併症発生頻度では，一番合併症率が高いのは病棟で次が手術室となっている[12)]．どちらも，手技に不慣れな医師が行うため，また予期せぬ緊急時に行うために合併症発生率が高くなると考える．反対に，比較的頻回に行う救急外来では合併症の発生率が低い．緊急時に行う

表2 輪状甲状膜切開の適応，禁忌，合併症

適応：
　経口・経鼻気管挿管が不可能な場合(解剖学的異常，大量出血，喉頭痙攣など)，頸部脊髄損傷，頭顔面外傷，口腔咽頭閉塞(異物，腫脹，感染，占拠性病変など)，その他

相対的禁忌：
　12歳以下の症例，喉頭外傷，気管損傷，声門下狭窄，血液凝固異常，頸部伸展不全，高度肥満，その他

合併症：
　出血，気管傍挿入，感染，気管損傷，食道損傷，皮下気腫，縦隔気腫，気胸，低酸素血症，その他

表3 輪状甲状膜切開による換気の合併症

穿刺・カテーテル挿入，カニューレ挿入時：
・穿刺針による声帯損傷，気管後壁の損傷，食道損傷
・カテーテル異所挿入留置(気管傍，縦隔内，胸腔内，血管内)
・出血(皮膚，気管内，気管傍組織)

換気施行時：
・低酸素症，換気不全，高二酸化炭素血症
・(緊張性)気胸，空気塞栓，循環虚脱
・皮下気腫，縦隔気腫
・誤嚥，異物の押しこみ
・気管・気管支の乾燥

終了後(早期)：
・肺合併症(無気肺，感染)
・縦隔感染
・声帯機能不全，嗄声

終了後(晩期)：
・声門下肉芽形成，声門下狭窄

手技であるため，可能な限り挿入時の合併症は避けなければならない．

Ⅳ．緊急輪状甲状膜穿刺・切開施行時の心構え

　緊急輪状甲状膜切開を開始せざるを得ない状況に少人数で対処することは不可能である．技術習得のシミュレーションとしての輪状甲状膜切開は一人で行う練習をしているが，実際の状況は大きく異なる．筆者は，この手技を行う上で一番重要なのは，集合した医療関係者のチームワークと考える．ACLSやMedical Emergency Team(MET)トレーニングと同様である．術者，助手，記録係(種々記録と同時に手技を始めてからのタイムカウントを行うのが望ましい)，薬剤係，除細動器の準備係，そしてマスク換気係が2名(二人法のマスク換気を試みる)と全体の指導者(チームリーダー)など，少なくとも6～7名がタスクチームとなって治療することが，この状況に対応できる最善の方法と考える．

　マスク換気が不可能だからといって，頭側に立っている人が輪状甲状膜切開の"見物者"になってはならない．二人法のマスク換気を用いれば上気道にかなりの陽圧を加えることができる．確かに，高い陽圧は消化管にも酸素を送気してしまう可能性も高いが，たとえ100mlの酸素でも気管内に

注入できれば脳障害，心停止に陥る時間をわずか数秒でも延長（無呼吸許容時間の延長）することができる．100ml酸素による延長時間は理論上では全身麻酔下の成人酸素消費量（平均酸素消費量200ml/分程度とする）から考えると約30秒となるが，肺胞まで到達できる酸素量や，またストレス下での増加した酸素消費量などに大きく影響を受ける．しかし，数秒の無呼吸許容時間の延長が重要な意味を持つことはすぐに理解できるであろう．

V．緊急輪状甲状膜穿刺・切開の種類

緊急輪状甲状膜穿刺として従来より輪状甲状膜部へ18G針を3本程度刺入し，1本から酸素を投与するという方法が知られている．また，14Gの静脈留置針を挿入して酸素を投与する方法もある．これらは，気管内に酸素を送気する方法であるが，十分量の酸素を投与するには高圧が必要となる．そのために経気管的ジェット換気法（TTJV）なども用いられる場合もあるが，緊急時のTTJVは合併症報告が多いため[13]，緊急時にはジェット換気法の使用は推奨されない．

輪状甲状膜切開を行うキットは大きく分けてセルジンガー法によりカニューレ挿入する種類と非セルジンガー法にて挿入する種類がある．また，キットを用いずに，直接メスで皮膚から輪状甲状膜まで切開して気管チューブを挿入する方法も古くから行われてきた．すべての手技に通じていえるのは，ブラインド操作が多いことである．穿刺針の挿入も実際に気管内腔に入っていることを，内腔から気管支ファイバーで観察できない．ガイドワイヤの挿入も異所性に迷入している可能性がある．外科的切開による気管チューブの挿入も，開孔部のみ気管内を確認できるが，気管チューブ挿入後のチューブ先端の位置は確認できないなど，多くの盲目的操作がこの手技には存在する．したがって，チューブやカニューレ挿入後の初回の換気は非常に注意深く行うべきである．換気時には呼気二酸化炭素モニターの使用が望ましい．

（注）

一般的に輪状甲状膜穿刺は針や静脈カテーテルなどを輪状甲状膜に穿刺挿入する場合をいう．輪状甲状膜切開キットを使用してカニューレを輪状甲状膜から挿入する場合は，本稿では輪状甲状膜切開に含めることとする．輪状甲状膜切開としてはほかに外科的に直接輪状甲状膜を切開して気管チューブを挿入する手技もある．

1．緊急輪状甲状膜穿刺法（経気管酸素送気）

声門下気管内に酸素を投与する方法

である．古くから行われている方法で，18Gの注射針を3本程度輪状甲状膜に穿刺し，1本から酸素を投与する．または14～16G静脈留置カテーテルを穿刺挿入して酸素を投与する方法がある．この場合，人工呼吸回路が接続できないため，2.5ccのシリンジ外筒と内腔8.0mmの気管チューブスリップジョイントを接続すると，麻酔回路またはジャクソンリース回路を接続して，酸素を送気できる．内腔が細いため送気にはかなりの圧が必要である．

2．キットを用いた輪状甲状膜切開(表4)

市販されている輪状甲状膜切開キットは大きく分けて，セルジンガー法を使用して挿入するキットと直接穿刺，切開にてカニューレを挿入するタイプがある．それぞれのキットを比較した報告もあるが[14),15)]，どのキットの使用がよいかは手技の精通度により決まる．精通したキットで行うことが安全で有効な処置になると考える．麻酔科医にとっては，セルジンガー法を用いる手技が受け入れやすいのではなかろうか．

1) 感染対策と挿入部の消毒

緊急で行う手技ではあるが，可能な限り感染対策を行う必要がある．術者は，マスク，帽子，滅菌手袋，フェイスシールドを装着する(滅菌ガウンの装着が望ましいが，時間的余裕がない場合が多い)．穿刺時，切開時に血液や分泌物が切開部から噴出し，術者が被曝する可能性があることを留意して，感染防御を必ず行う．また，いつでも分泌物を吸引できるように準備しておく．刺入部は0.5％クロルヘキシジンまたは10％ポビドンヨードにて消毒を行う．時間がない場合には，前頸部に直接消毒薬を撒いて手技を開始する．

2) 輪状甲状膜切開キットを使用する場合の準備器具
1. 輪状甲状膜切開キット
2. 消毒セット(緊急時であるが消毒を推奨する)
3. フェイスシールドとマスク，手袋，滅菌ガウン
4. 気管内吸引のための吸引管
5. 局所麻酔薬(切開部の局所麻酔と輪状甲状膜穿刺時の気管内到達の確認用)

表4 輪状甲状膜切開用の市販キット

セルジンガー法にて挿入するキット 　ミニトラックⅡセルジンガーキット 　(スミスメディカル・ジャパン社) 　Melker緊急用輪状甲状膜切開用カテーテルセット(クック・ジャパン社)
直接穿刺・切開にて挿入するキット 　クイックトラック(スミスメディカル・ジャパン社) 　トラヘルパー(トップ社) 　ミニトラックⅡスタンダードキット 　(スミスメディカル・ジャパン社)

6. 滅菌覆布
7. 潤滑ゼリー（必要ない場合も多い）
8. その他：必要なら固定用の針糸

3) セルジンガー法にて挿入するキットの手技および手順（各セットの手技手順は添付されている解説書を参照とした）

●Melker緊急用輪状甲状膜切開用カテーテルセット（日本語一般名：輪状甲状膜切開キット，クック・ジャパン社，以下メルカーセット）

セットを開封したら，内部のカニューレにダイレータ兼イントロデューサを挿入する．カニューレ周囲に潤滑ゼリーを塗布する場合は，挿入時に持ち手が滑らないように先端のみ塗布しておく．また，ガイドワイヤは中心静脈ラインキットに同封されている種類のように片手でディスペンサーから出して挿入するのが難しいため，手技開始前にディスペンサーから抜いて取り出ししておく．

<手順>
1. 患者の頸を軽く伸展，後屈する．
2. 右利きの術者は患者の左側に立つ．
3. 左手の第1指と第3指で輪状（甲状）軟骨の側面をしっかり把持する．嚥下運動がある状況では，喉頭が動くので，適切な把持が必要となる．
4. 左手の第2指で輪状甲状膜部の位置をしっかりと確認した後，局所麻酔薬を皮膚切開部縦方向に必要最低限注射する．多量に局所麻酔薬を注入すると輪状甲状膜部が触知困難になるので注意する．
5. メスで皮膚に縦切開を加える（深さは皮下組織まで，長さは1.5～2.0cm）．
輪状甲状部が皮膚から触知できない場合には，頸部正中部で皮膚を大きく切開し（通常は5cm以上）外側に組織を剥離しながら甲状軟骨を指先で捜し，その下方の輪状甲状膜部を触知確認する．
6. 局所麻酔薬または生食を2ml満たしたシリンジにガイドワイヤ挿入用の穿刺針（金属針）をつけ，45°の角度で，シリンジを吸引しながら皮膚開放した輪状甲状膜部から穿刺する．テフロン外筒付カテーテルを用いて行う場合もある．
7. 輪状甲状膜を穿通した位置で，空気が抵抗なく吸引できる．穿通後は，針が深く進まないようにすぐに針を把持固定し，針先が気管後壁を傷つけないように注意する．
8. テフロン外筒付カテーテルを用いた場合は，空気が引けたら，内筒をガイドにして，外筒を輪状甲状膜に十分深く挿入留置する．内筒を抜去したのちに再度外筒を通じて空気が抵抗なく吸引できることを確認する．

9. 金属針またはカテーテルを通じてガイドワイヤを気管に挿入する．
10. ガイドワイヤは特殊で，挿入部の先端約10cmは柔軟な構造になっている．その柔軟な先端から約15cm程度挿入し，輪状甲状膜部の位置のガイドワイヤには柔軟性がないことを確認する．
11. 針または外筒カテーテルを抜去する．
12. ガイドワイヤを通して，ダイレータ兼イントロデューサを装着した気管カニューレを，力を込めて挿入する（挿入時はかなり抵抗があるため，しっかり保持する）．このとき，イントロデューサが抜けてこないように後端部を確実に押す．左手は挿入部皮膚の緊張を保つように使用する．
13. イントロデューサとガイドワイヤを一緒に抜き，カニューレを固定する．
14. 初回の換気時は非常に注意して，換気状態を確認する．

穿刺針選択について（金属針または内外筒針）

穿刺針の選択は，緊急時の状況にも左右される．金属針を使用すると，手技が少なく短時間にガイドワイヤを挿入できるが，患者の体動が激しい場合には金属針先端で組織を損傷する可能性がある．外筒カテーテル針を使用すると，カテーテルのみ気管内に挿入した後は組織を損傷する可能性は少ないが，ただカテーテルが柔らかいために，嚥下運動により皮下で折れたり，皮下に迷入したりする場合があることを留意する．

針の刺入

輪状甲状膜部の気道径は13〜25mmと報告されている[16]．すなわち，空気が吸入できてから13mm以上に深く針を刺入すると，後壁を穿刺する可能性が高くなる[8]．

●ミニトラックⅡセルジンガーキット（スミスメディカル・ジャパン社，以下ミニトラックキット）

ミニトラックキットはメルカーセットと同様にセルジンガー方式でカニューレを挿入するキットである．手技に大きな差はないが，穿刺針の形状とダイレータの使用法が異なる．

メルカーセットとの挿入時の手技ほかの違いを個別に記載する．

1. 準備：吸引管が同封されている．ガイドワイヤはメルカーセットと同様に手技開始に先立ちディスペンサーから取り出しておく．
2. 立ち位置：ミニトラックキットの説明書には立ち位置は頭側と記載してある．しかし，前述したように，頭側は気道管理の医師が立ち，

二人法のマスク換気を試みる場所である．したがって，実際に穿刺を行う場合には，メルカーセット同様に右利きの術者は患者の左側に立って穿刺する．
3. 穿刺針の形状と刺入角度：ミニトラックキットに同封されている穿刺針は，針先がTuohy針である．そのため，靭帯部の刺入抵抗が高いため，しっかりと力を込めて輪状甲状靭帯を穿通する．一部だけの穿通や，また針が短いため穿通確認後に抜ける場合もあるため，穿通したらしっかりと把持固定する．気管内に針先が入ったら，ガイドワイヤが尾側に向かうように方向を確認する．
4. ダイレータ：ミニトラックキットは，ダイレータにてまず送気孔を拡張してのちに，イントロデューサを装着したカニューレを挿入する．イントロデューサが長いため挿入時の抵抗が強く，折れ曲がりなどに注意が必要である．また，カニューレの先端が先細りしていないため，カニューレの靭帯通過時に抵抗が強い．抵抗が強い場合には，無理強いして挿入するのではなく，一度引き戻し，鉗子にて創入口を再度拡大するとよい．無理強いするとガイドワイヤが折れる場合がある．

4) 直接穿刺・切開にて挿入するキットの手技および手順
● クイックトラック
　直接穿刺にて挿入するキットとしては，クイックトラックがある．これは，カニューレのイントロデューサがそのまま穿刺針になっているもので，経験のある術者ではカニューレ挿入までの時間は短縮される．しかし，太い金属針で直接穿刺するため皮膚や靭帯の抵抗も強く，必要なら穿刺部皮膚に小さな切開を加えることを推奨する．また専用のシリンジに空気が抵抗なく吸引できても，針先端とカニューレ先端までの距離が長いため，角度を鈍にして気管後壁を損傷しないようにストッパー部まで十分深く挿入する必要がある．ロック部まで挿入したら，内筒の穿刺針を抜き，ストッパーをはずしてカニューレだけ挿入する．
● トラヘルパー
　トラヘルパーと他の器具との違いは，穿刺針先端が気管内に到達することを抵抗消失法で確認することである．甲状軟骨下方から輪状甲状膜部へかけて皮膚を切開する．切開後はカニューレをまず甲状軟骨に当て，甲状軟骨下縁を圧迫しながら下方に進めていくと抵抗が消失して外筒のカニューレを挿入できる．コネクタが15mm対応でないため，通常の呼吸回路を接続できない．

● ミニトラックⅡスタンダードキットという直接切開キットもある．挿入手技は外科的直接切開法とほぼ同様となる．

3. 外科的直接切開法

キットを使用して輪状甲状膜切開を行う場合でも，ガイドワイヤ挿入不可能またはカニューレが挿入不可能な場合がある．一度，挿入困難となった場合には，何度行っても挿入が難しい可能性がある．しかし，時間的猶予はなく次の手段に変更する必要がある．したがってキットを使用する場合には必ず外科的な直接切開法も習得する必要性を感じる．簡単に手技を説明する．

1) 感染対策と挿入部の消毒
   キット使用時と同様に行う．
2) 準備器具
1. 内腔6.0mmのカフ付き，マーフィー孔付き気管チューブ
2. メス（ディスポーザブルスカルペル11番または15番くらいが適当）
3. 鉗子（弱弯鉗子，ケリーくらいが適当）
4. 気管チューブイントロデューサ
5. 消毒セット（緊急時であるが消毒を推奨する）
6. フェイスシールドとマスク，手袋，滅菌ガウン
7. 気管内吸引のための吸引管
8. 局所麻酔薬（切開部の局所麻酔）
9. 滅菌覆布
10. 潤滑ゼリー（必要ない場合も多い）
11. その他：必要なら固定用の針糸

3) 手　順
1. 患者の頸を軽く伸展，後屈する．
2. 右利きの術者は患者の右側に立つ．
3. 左手の第1指と第3指で甲状軟骨の側面をしっかり把持する．
4. 局所麻酔後（省略できる場合がある）メスで皮膚に横切開を加える．このとき，輪状甲状膜部が容易に触知できる場合はメスの刺入を十分に深く，一度で輪状甲状膜も切開するつもりで切開する．一度で輪状甲状膜が切開できない場合には，皮膚切開後に再度メスで輪状甲状膜を横切開する．皮膚切開の長さは3cm程度がよい．
輪状甲状膜部が皮膚から触知できない場合には，頸部正中部で皮膚を大きく切開し（通常は5cm以上）外側に組織を剥離しながら甲状軟骨を指先で捜し，その下方の輪状甲状膜部を触知確認する．
5. 切開を加えたら，左手の第2指を切開部に挿入圧迫する．
6. 鉗子で十分に切開孔を開き，鉗子先端が気管内に抵抗なく進むことを確認しておく．
（鉗子を抜くときには必ず，第2指先端を挿入しておく）
7. 挿入する気管チューブはマーフィー孔を鉗子先端で挟んで固定す

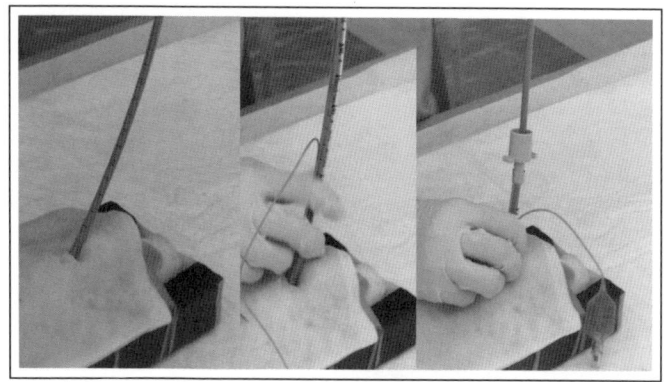

図2 気管チューブイントロデューサ(ETTI)を通し気管チューブを挿入する

左：切開した輪状甲状膜からETTIを挿入する．抵抗感がよく手に伝わるため，気管分岐部を越えて抵抗なく十分に深く挿入できれば気管内であることを確認できる．

中央，右：ETTIをガイドとしてチューブを挿入する．

　　る．チューブの弯曲と鉗子の弯曲を合わせる．
8. 開口した輪状甲状膜から気管内に鉗子と一緒に気管チューブを挿入する．
9. カフが見えなくなった位置でチューブを固定する．

気管チューブイントロデューサ(ETTI)の併用を推奨する(図2)

　鉗子でマーフィー孔を把持して気管チューブを挿入すると，挿入抵抗が手に伝わりづらく異所性挿入の判別がわかりづらい．したがって，気管チューブイントロデューサ(ETTI)が手元にある場合には，開孔部からETTIをまず挿入させ，抵抗が生じるまで先進させる．挿入抵抗が非常によくわかる．そして，ETTIをガイドとして気管チューブを挿入するとより安全にチューブの挿入を行うことができる．

VI. シミュレータによる練習

　キットを使用した輪状甲状膜切開は，キットの使用方法など練習経験がないと，緊急時に挿入するのは困難である．シミュレータを用いた報告では，キットで最低4回以上の練習により成功率が安定するとの報告があり，4回以上の手技練習を定期的に行うことを推奨する[17]．

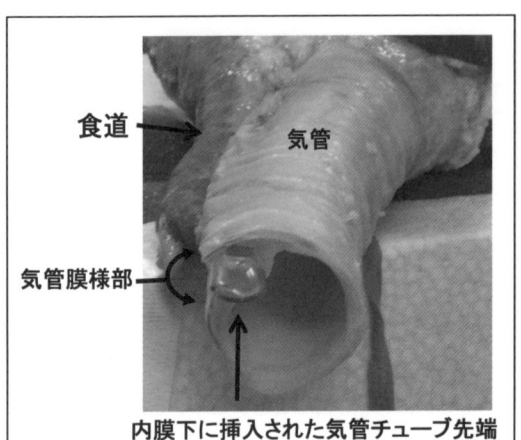

第4章 緊急気道確保：器具と外科的処置

図3 外科的輪状甲状膜切開による異所性気管チューブ挿入
気管内後壁，粘膜下内に気管チューブが挿入された例（豚喉頭での講習会）．
術者は強い挿入抵抗があったと，挿入時を振り返っている．気管内のどこにチューブが進むかはブラインドなので，抵抗がある場合には初めから手技を繰り返すべきである．

（食道，気管，気管膜様部，内膜下に挿入された気管チューブ先端）

おわりに

われわれは，麻酔科医に対する輪状甲状膜穿刺・切開の講習会を継続して開催している．その講習会で一番強調するのが，タスクチームで対応すること，合併症が発生する状況・状態を理解することである．写真は豚喉頭を用いた講習会でよく発生する外科的直接切開時の気管粘膜内挿管である（図3）．挿入抵抗がある場合には，このような合併症が生じるなど，一目すれば理解できる．緊急時の輪状甲状膜切開は手技自体でもいろいろな合併症を生じる可能性がある．そのため，緊急輪状甲状膜切開時には，チーム全体でcannot oxygenateに対応してこそ患者にとって安全で有効な治療が行えると考える．

参考文献

1) Apfelbaum JL, Hagberg CA, Caplan RA, et al.: Practice guidelines for management of the difficult airway: an updated report by the American Society of Anesthesiologists Task Force on Management of the Difficult Airway. Anesthesiology 118: 251-270, 2013
2) Long N, Ng S, Donnelly G, et al.: Anatomical characterisation of the cricothyroid membrane in females of childbearing age using computed tomography. Int J Obstet Anesth 23: 29-34, 2014
3) Goumas P, Kokkinis K, Petrocheilos J, et al.: Cricothyroidotomy and the anatomy of the cricothyroid space. An autopsy study. J Laryngol Otol 111: 354-356, 1997
4) Shono A, Nomura T, Mihara T, et al.: The ultrasound scanning of the anterior neck for percutaneous dilational tracheostomy (PDT): possibility of routine use of ultrasound for PDT. Intensive

Care Med 33(Suppl 2)：S86, 2007
5) 野村岳志：侵襲的気道確保—輪状甲状膜穿刺・切開．Anet 9：15-18, 2005
6) Tanoubi I, Drolet P, Donati F：Optimizing preoxygenation in adults. Can J Anaesth 56：449-466, 2009
7) Henderson JJ, Popat MT, Latto IP, et al.：Difficult Airway Society guidelines for management of the unanticipated difficult intubation. Anaesthesia 59：675-694, 2004
8) Hsiao J, Pacheco-Fowler V：Videos in clinical medicine. Cricothyroidotomy. N Engl J Med 358：e25, 2008
9) Sise MJ, Shackford SR, Cruickshank JC, et al.：Cricothyroidotomy for long-term tracheal access. A prospective analysis of morbidity and mortality in 76 patients. Ann Surg 200：13-17, 1984
10) Granholm T, Farmer DL：The surgical airway. Respir Care Clin N Am 7：13-23, 2001
11) Esses BA, Jafek BW：Cricothyroidotomy：a decade of experience in Denver. Ann Otol Rhinol Laryngol 96：519-524, 1987
12) Gillespie MB, Eisele DW：Outcomes of emergency surgical airway procedures in a hospital-wide setting. Laryngoscope 109：1766-1769, 1999
13) Jaquet Y, Monnier P, Van Melle G, et al.：Complications of different ventilation strategies in endoscopic laryngeal surgery：a 10-year review. Anesthesiology 104：52-59, 2006
14) Dimitriadis JC, Paoloni R：Emergency cricothyroidotomy：a randomised crossover study of four methods. Anaesthesia 63：1204-1208, 2008
15) Vadodaria BS, Gandhi SD, McIndoe AK：Comparison of four different emergency airway access equipment sets on a human patient simulator. Anaesthesia 59：73-79, 2004
16) Prithishkumar IJ, David SS：Morphometric analysis and clinilcal application of the working dimensions of cricothyroid membrane in south Indian adults：with special relevance to surgical cricothyroidotomy. Emerg Med Australas 22：13-20, 2010
17) Wong DT, Prabhu AJ, Coloma M, et al.：What is the minimum training required for successful cricothyroidotomy?：a study in mannequins. Anesthesiology 98：349-353, 2003

第4章 緊急気道確保：器具と外科的処置

3

気管切開

獨協医科大学救急医学
松島久雄

> 気管切開は古くから行われている外科的な手技と，セルジンガー法で行う経皮的な手技とが行われている．経皮的気管切開術は専用キットが販売され，比較的手技が容易であることから，最近では実施頻度が増えている．しかしながら，外科的気管切開術の方が望ましいケースもあり，どちらの手技にも精通しておくべきである．よく知られている外科的処置であるが，正しく実施できなければ即座に重篤な合併症を引き起こす．合併症を回避するためには，手技だけではなく，適応を正しく判断し，事前準備をきちんと行うべきである．安全な外科的気道確保のために気管切開の手順について解説する．

はじめに

気管切開は確実な気道確保の一手段である．外科的に頸部気管を切開し，カニューレを気管に挿入することで，鼻咽腔，喉頭の状態にかかわらず確実な換気が可能となる．現在の主流は気管を露出させ直接切開する方法と，経皮的にガイドワイヤを挿入しダイレーターで穿刺孔を拡張する方法の二つである．非常に古くから行われている手技ではあるが，経験する機会は決して多くはなく，難易度の高い手技である．安全な気管切開のためには正しい適応，準備，手技そして合併症を習熟しておくべきである．

I. 適 応

日本気管食道科学会では①上気道の機械的閉塞，②下気道の分泌物貯留，排出困難による気道閉鎖，③上気道，口腔咽頭領域手術時の気道確保，④神経筋疾患等による呼吸筋の減弱を主な適応としている[1]．このほかにも長期の人工呼吸管理が必要，人工呼吸器離脱困難や分泌過多なども適応になる．

表1　外科的気管切開術と経皮的気管切開術の比較

	外科的気管切開術	経皮的気管切開術
器具	外科的基本器具	専用キット
手術時間	長い	短い
皮膚切開	3〜5cm	1〜2cm
創感染	多い	少ない
コスト	安い	高い
手技	難易度が高い	比較的容易

II. 気管切開の特徴

　気管挿管と比較して①カニューレの刺激が少なく長期留置に適している，②気管までの距離が短く喀痰吸引がしやすい，③死腔が少なくガス交換率に有利，④気道抵抗が少なく呼吸流量を増やせる，⑤日常生活での制約が少ないなどの利点がある．一方欠点としては，侵襲的であり，手技の難易度が高く，合併症が多いなどがあげられる．手技には外科的気管切開術（surgical tracheostomy：ST）と経皮的気管切開術（percutaneous dilatational tracheostomy：PDT）がある．それぞれの特徴を表1に示す．気道緊急のときには気管挿管や輪状甲状膜穿刺で気道確保すべきであり，気管切開は原則適応外となる．

III. 気管切開の手順（図1）

＜事前準備＞
　気管切開の手順で最も重要なのは事前準備である．甲状腺疾患はもちろんのこと，頸部の手術や治療を含めた既往歴を確認する．外科手技なので抗凝固薬使用の有無や出血傾向の確認も当然必要である．事前準備として画像評価は極めて重要である．胸部CT撮影をしている場合，あらためて撮影をしなくてもある程度頸部の確認はできる．超音波診断装置も有用で，気道周囲はリニアプローブで簡単に観察できる[2)]．甲状腺の位置，血管の走行，皮膚から気管までの深さを必ず確認しておく．事前準備で得た情報，実施する場所，協力者，使用可能な器具などの状況をもとにSTとPDTどちらの気管切開手技を選択するかを決める．

＜気管切開前の共通手技＞
　心電図，血圧，SpO_2，カプノグラフィのモニタリングを準備する．体位は仰臥位で肩下に枕を入れ，頸部伸展位をとる．十分な触診を行い，下顎正中部，甲状軟骨，輪状軟骨，気管軟骨，胸骨上切痕を指標に切開線をマークす

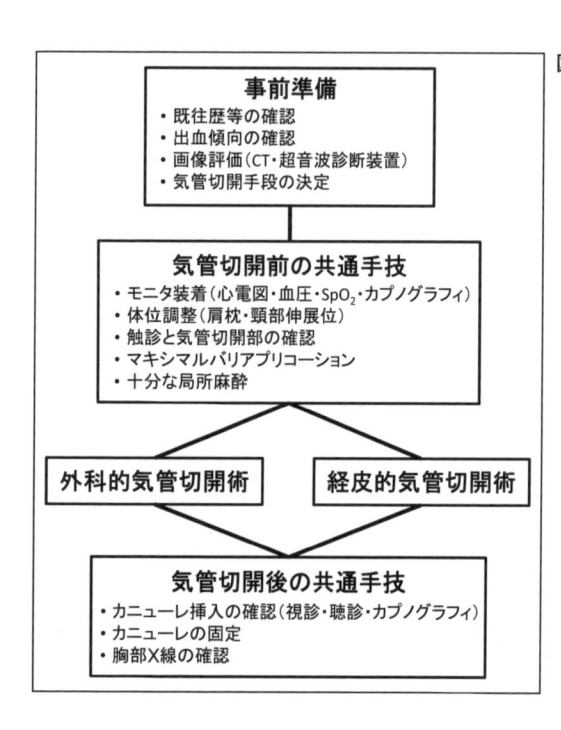

第4章 緊急気道確保：器具と外科的処置

図1 気管切開の手順

事前準備
- 既往歴等の確認
- 出血傾向の確認
- 画像評価（CT・超音波診断装置）
- 気管切開手段の決定

気管切開前の共通手技
- モニタ装着（心電図・血圧・SpO_2・カプノグラフィ）
- 体位調整（肩枕・頸部伸展位）
- 触診と気管切開部の確認
- マキシマルバリアプリコーション
- 十分な局所麻酔

↓

外科的気管切開術 ／ 経皮的気管切開術

↓

気管切開後の共通手技
- カニューレ挿入の確認（視診・聴診・カプノグラフィ）
- カニューレの固定
- 胸部X線の確認

る．口腔内や気管内を吸引し，気管チューブは声門直下付近まで可能なだけ引き抜く．喉頭鏡を挿入し直視下，または気管支鏡で確認しながら慎重に行う．皮膚消毒後に大型の滅菌ドレープを用いたマキシマルバリアプリコーション下で十分な局所麻酔を行う．

＜外科的気管切開術（ST）＞

皮膚切開は縦切開，横切開のいずれでも可能であるが，術後の瘢痕は横切開の方が少ない．縦切開は気管に到達するのが早く，高度肥満症例などには適している．約3～5cm皮膚切開後に皮下組織を切離し，筋層を縦に正中で剥離する．常に正中で手術を進めることが大切である．甲状腺を露出させ，気管前壁のスペースが十分に確保できない場合，甲状腺狭部を切離し左右に分ける．気管に到達するまでは触診で気管を確認しながら剥離する．気管壁に到達したら，細めの注射針にて穿刺し，輪状軟骨でないこと，空気が吸引されることで気管内であることを確認する．このとき，穿刺部位が気管の正中かどうかを気管支鏡で確認することが望ましい．正中を確認した後に第2

ないし第3気管軟骨を横切開し，さらに1～2輪縦に切開して逆U字型にする．逆U字型はカニューレが抜けた場合に再挿入しやすくトラブルが少ない．横切開は10時から14時までとする[3]．気管軟骨の切開後は直ちにカニューレを挿入する．気管の走行とカニューレの弯曲が一致するよう愛護的に扱う．皮膚切開部は皮膚縫合を1～2針程度行う．

＜経皮的気管切開術（PDT）＞

拡張鉗子を用いるGriggs法と太さの異なるダイレーターを用いるCiaglia法がある．現在は1本のダイレーターで安全に孔を拡張できるCiaglia変法が推奨されている[4),5)]．本稿ではCiaglia変法を解説する．PDTは専用のキットを要するためコストはかかるが手術時間は短い[6)]．STに移行する可能性もあるため，外科的基本器具の準備をしておいた方が無難である．数種類のキットが国内で使用可能であるが，それぞれの特徴を理解するために使用前には添付文書の熟読とシミュレータによるトレーニングを勧める．

約1～2cmの小切開を加え，鉗子等で気管前部の組織を十分剥離しておく．PDTは創部が小さく創感染は少ない[7)]．切開部位からやや尾側に向けて注射筒を接続した穿刺針で気管を穿刺する．注射筒で空気を吸引し，針先端が気管内に到達したことを確認する．気管支鏡補助下で気管正中に穿刺できていることに加え，気管後壁を損傷していないことを確認する．留置した穿刺針（外套）よりガイドワイヤを挿入する．ガイドワイヤが迷入していないことを気管支鏡で確認後，穿刺針は抜去する．超音波診断装置を用いてリアルタイムに穿刺やガイドワイヤの挿入も可能である[8)]．気管に残したガイドワイヤに沿ってダイレーターを挿入し，気管穿刺孔を拡張する．このとき，気管の走行とダイレーターの弯曲を一致させることが重要である．ガイドワイヤが屈曲してしまうような無理な挿入をしないように注意する．十分に拡張した後にオブチュレータを使用し，再びガイドワイヤに沿ってカニューレを挿入する．カニューレのみ気管内に残しガイドワイヤやオブチュレータは抜去する．

＜気管切開後の共通手技＞

カニューレ挿入後は直ちに用手換気をし，胸郭の拳上，聴診，カプノグラフィの確認を行う．人工呼吸器に接続した後にはグラフィックパネルの1回換気量や圧を確認する．事故抜去を防ぐため，直ちにカニューレの固定を行う．頸部にゆるみがなく，かつ締めすぎないように結ぶ．専用の固定具を使用する場合もある．確実なカニューレ挿入と先端位置を確認するため，気管支鏡で確認しておくことを勧める．頸

部を含めた胸部X線撮影を行い，カニューレの長さが気管分岐部から適当な距離にあるかを確認する．分岐部に近すぎると片肺呼吸になり，肉芽形成の危険もある．術後の気胸や縦隔気腫の有無もチェックする．

Ⅳ．気管切開の合併症

早期，慢性期に発症するもの，カニューレ挿入やカニューレ自体のトラブルなど合併症の原因はさまざまである．主な合併症を表2に示す．

表2 気管切開の合併症

・出血
・皮下気腫・縦隔気腫
・カニューレのトラブル
・カニューレの誤挿入
・肉芽形成・気管狭窄
・肺炎・気管支炎
・その他

1. 出 血

早期には甲状腺の損傷による出血が多い．カニューレ挿入前には十分な止血処置ならびに止血確認を行う．カニューレ挿入後に出血が継続し，気管内への流れ込みが多いときには窒息の危険もあるため，気道確保手段を経口気管挿管に変更し止血操作を行った方が安全である．気管切開に電気メスを使用すると出血は少ないが，引火による気道熱傷の報告もあり[9]使用には注意を要する．使用する場合の注意点[10]として①気管壁を切るときには，電気メスを使用しない，②気管壁切開以後は電気メス使用を避ける，③気管切開中は可能な限り吸入酸素濃度を下げる，④換気に配慮し高濃度の酸素が操作部位に蓄積しないようにするなどがあげられる．慢性期にはカニューレ先端部による機械的刺激により動脈瘻に至る危険性がある．気管前壁に接している腕頭動脈からの出血は，いったん生じてしまうと致命的である．

2. 皮下気腫・縦隔気腫

カニューレ挿入時の咳嗽反射で皮下気腫や縦隔気腫が発生することがある．気道内圧の極端な上昇を防ぐような麻酔管理が必要である．カニューレ挿入後に皮膚切開部を密縫合することで皮下気腫が発生することもある．多くの場合経過観察のみで軽快するが，胸部，顔面，縦隔にまで及ぶようであれば抜糸する[11]．

3. カニューレのトラブル

体動，体位変換，ベッド移動時にカニューレが偶発的に抜けてしまうことがある．カニューレの固定には十分に注意する．特にPDTでカニューレを挿入した場合，気管穿刺孔は小さいため再挿入が困難となる場合がある．あわてずにマスク換気や経口気管挿管での対応も考慮する．カニューレ閉塞もよくあるトラブルの一つである．粘稠

痰による閉塞が多く十分な加湿が必要となる．凝血塊や形成された痂皮による閉塞の可能性もあり，吸引などによる気道粘膜の損傷にも注意が必要である．完全閉塞では躊躇せずにカニューレの交換をしなければならない．また，人工鼻がはずれていると，下顎によりカニューレを閉塞することがある[11]．

4. カニューレの誤挿入

気管の横または前の軟部組織内にカニューレを挿入してしまうもので，気管切開孔を塞ぐだけでなく，気管の圧排で本来の気道も狭窄してしまう．誤挿入により胸膜を損傷し気胸を起こすこともあり，致死的合併症となりうる．確実な挿入のためには十分な切開，適切な太さのカニューレ選択，咳嗽反射の抑制が重要である．また，事故抜去などにより再挿入が必要となる場合にも誤挿入の危険性が高い．特に術後約1週間は瘻孔の形成が不十分であるため注意すべきである．やむを得ず再挿入が必要な場合，先に挿管用イントロデューサを気管切開孔に挿入し，イントロデューサを介してのカニューレ挿入を勧める．

5. 肉芽形成・気管狭窄

肉芽はカニューレの直上部に形成される場合と，カニューレ先端部に形成される場合がある．先端部の肉芽に対しては長いカニューレの使用や，ガーゼの厚さを調節してカニューレの先端が常時同じ部位を刺激しないように工夫する[11]．挿入する長さを調節できるカニューレも販売されている．気管狭窄は気管カニューレの長期留置や複数回の気管切開が関与する[12]．PDTで盲目的に穿刺した場合も気管壁の損傷から気管狭窄を引き起こす場合がある[13]．

6. 肺炎・気管支炎

気管切開による下気道圧の低下やカフによる食道圧迫などの理由で誤嚥が起きやすくなる．また，易感染性の患者が多いため重症化しやすく，気管切開後は口腔ケアを含めた誤嚥対策が必要不可欠である．

7. その他

気管後壁損傷，創感染，創瘢痕，食道瘻，皮膚瘻などの合併症がある．

おわりに

事前の準備を含めた一連の手順をきちんと実践することが重要である．また，合併症を回避するために局所麻酔を含めた正しい麻酔管理が求められる．筋弛緩を使用した全身麻酔が求められるケースは多い．簡単な外科処置と思われがちであるが，重篤な合併症を引き起こすこともあり，万全の体制で臨むべきである．気管切開は麻酔も含め複数科によるチーム医療が必要である．外科，麻酔，呼吸循環管理それぞれのスペシャリストの連携が安全か

つ確実な気管切開の近道となる.

参考文献

1) 橋本省:外科的気道切開術, 外科的気道確保マニュアル. 日本気管食道科学会編. 金原出版, 東京, 2009, 37-44
2) 鈴木昭広:気道即生道(気ノ道, 即チ, 生キル道), あてて見るだけ! 劇的! 救急エコー塾. 鈴木昭広編. 羊土社, 東京, 2014, 101-109
3) 片岡英幸, 北野博也:気管切開術の基本手技と合併症対策. 日気食会報 63:201-205, 2012
4) Kluge S, Baumann HJ, Maier C, et al.: Tracheostomy in the intensive care unit: a nationwide survey. Anesth Analg 107: 1639-1643, 2008
5) Cabrini L, Monti G, Landoni G, et al.: Percutaneous tracheostomy, a systematic review. Acta Anaesthesiol Scand 56:270-281, 2012
6) Oliver ER, Gist A, Gillespie MB:Percutaneous versus surgical tracheotomy: an updated meta-analysis. Laryngoscope 117:1570-1575, 2007
7) Delaney A, Bagshaw SM, Nalos M: Percutaneous dilatational tracheostomy versus surgical tracheostomy in critically ill patients: a systematic review and meta-analysis. Crit Care 10:R55, 2006
8) 鈴木昭広, 稲垣泰好, 後藤祐也ほか:超音波によるプレスキャンを併用した経皮的気管切開術の試み. 日集中医誌 20: 293-294, 2013
9) 大上研二, 杉本良介, 酒井昭博ほか:気管切開中の電気メスによる引火, 気管熱傷症例. 日気食会報 62:551-555, 2011
10) 長谷川剛:事例:気管切開中の挿管チューブ燃焼事例. 患者安全推進ジャーナル (22):13, 2008
11) 平林秀樹:気管切開の合併症. 日気食会報 58:463-471, 2007
12) Lukáš J, Votruba J, Paska J, et al.: Laryngotracheal stenosis in critically ill patients. Acta Otolaryngol 131:91-95, 2011
13) Dulguerov P, Gysin C, Perneger TV, et al.: Percutaneous or surgical tracheostomy: a meta-analysis. Crit Care Med 27:1617-1625, 1999

第5章

DAMの教育とインストラクター制度

安全な気道管理に必要な環境整備

済生会松阪総合病院麻酔科
車　武丸

> 気道確保の目的は酸素化の維持である．患者要因，手術要因，施行者要因，環境要因などによって最適な気道確保方法は異なる．したがって，安全な気道管理のために配備すべき器材について，一般論的に述べることは困難である．本稿では文献的考察に加え，筆者の個人的見解も含め，安全な酸素化の維持のためには何が必要か，術前評価，マスク換気，声門上器具，気管挿管，外科的気道確保，体外循環に分けて考察する．

はじめに

　環境整備という言葉からは，特定の気道確保器具を装備しておくことを考えがちだが，患者要因，手術要因，施行者要因によって最適な気道確保方法は異なる[1]ため，具体的にどの器具を常備すべきかについての明言は困難である．
　2013年に改訂された米国麻酔科学会(American Society of Anesthesiologists：ASA)の「困難気道管理に関する診療ガイドライン」[2]内にはDifficult Airway Management用の気道確保物品携帯収納庫に何を採用するかについての記載があるが，もちろん，これも一つの例にすぎない．いずれにせよ，これを準備すればどんな困難気道も解決などという魔法のような気道確保器具は(現時点では)存在しないと思われる．
　方針の似通った麻酔科指導医が複数在籍し麻酔導入時にも数人で協力して対応可能な病院(状況)と，たとえその施設に複数の麻酔科医がいても麻酔科指導医1人(と看護師，まれに外科医)での麻酔導入を余儀なくされる病院(状況)とでは，用意すべき器材のみならず，全体的な戦略もまた異なることは当然である．「助けを呼ぶ(call for

help)」という記述を見て，これ以上誰を呼ぶことができるのだろう？　と考えたことはないだろうか．

そこで，本稿では具体的に，筆者自身の現在の労働環境をもとに，安全な気道管理(特に麻酔導入時)に必要な環境整備とは何かを，人的(心理的)要素も含めて考察する．内容についてはいわゆる「エビデンス」には基づいていない部分も多いことはどうかお許しいただきたい．また，上記の事情から，特定の読者の環境にはまったく適合しない可能性についてもご了解いただけると幸いである．

I. 術前気道評価

自分の施行予定の気道確保手段が，その患者でどれくらい容易なのかを知りたい．少なくとも，マスク換気・声門上器具使用(挿入と換気)・直視型喉頭鏡での喉頭展開の難易度については予測しておきたいところである．そのためには，麻酔担当医が直接患者を診察することは必須である．

したがって，環境整備という観点からは，麻酔担当医が術前に患者を診察する機会を設ける，ということになる．術前外来診察医と当日の麻酔担当医とが異なる場合でも，手術室に来て初めてその患者を見るという事態はできるだけ避けたい．もちろん，術前に診察する時間的余裕がないほどの緊急手術についてはその限りではなく，理学所見の評価には数分あれば十分であることもまた事実ではある．ただし，術前診察の結果，いつもとは違う気道管理戦略(例えば意識下挿管)が必要と判断しても，その準備(患者への説明，表面麻酔の処置，器材の準備)にあらためて時間を要するとなると，実行を躊躇させるプレッシャーから，「まあ普通に麻酔導入してもいいか……」となる．やはり術前評価から患者入室までには一定の間隔は空けたいところである．

評価項目として，上下切歯間距離，最大開口舌突出時の口蓋垂・口峡の見え具合(≒Mallampati分類)，オトガイ甲状軟骨間距離，頸部後屈制限の有無，歯牙状態，などがある[2]．これらは1分もあれば評価可能であろう．その他，頭頸部の画像があれば，小顎の有無，喉頭蓋の形態，舌扁桃肥大の有無，鼻道状態，気管径，なども必要に応じ評価できる．

もちろん，いわゆるフルストマックか否かの評価も行う．エコーで胃内容の評価ができるようだが[3]，現時点で筆者には施行経験はない．「疑わしきはフルストマック」と考える．

II. マスク換気を最適化する環境整備

術前にマスク換気困難を予測した場

合，マスク換気困難に遭遇しないためには，理論的には，マスク換気を必要としない麻酔管理が最善である．区域麻酔が理想的であるが，全身麻酔が必要な場合は十分な自発呼吸を温存した状態で気道確保(声門上器具，気管挿管，外科的気道確保など)を施行できればマスク換気の必要はない．自発呼吸温存可能な麻酔薬投与方法，自発呼吸温存下での各種気道確保器具の使用方法などについて熟練した麻酔科医が施設に1人は存在し，なおかつ，それらの人材・器材が常時使用可能な状態に置かれていることが望ましい．

具体的にどのような麻酔薬投与方法が最善か，どのような器材が必要となるかについての明言は困難であるものの，NAP4[4]ではchapter 14 "Fibreoptic intubation：uses and omissions" で，「すべての麻酔科には，適応のある際にいつでも意識下ファイバー挿管が実行できる技術と器材を，常時使用可能な状態として提供する任務がある」と記載されている．

一方，予測されなかった(予測できなかった)マスク換気困難に遭遇してしまった場合，マスク換気を最適化して困難から脱却することが次善の策となる．

また，マスク換気困難がある程度は予測されるが，とりあえず麻酔導入してみよう，ということも現実的には多いと思われる．その際にも，マスク換気困難に遭遇した場合の対策[5]と実質的には同等のものが要求される．

そのための環境整備としては，経口(あるいは経鼻)エアウェイがすぐに使用できる状態にあること，使いやすいフェイスマスクやリザーバーバッグを準備しておくこと，などがあげられる．また，肥満患者などでは外耳孔と胸骨とを同じ高さにするいわゆるramp positionを採用するとマスク換気も容易になる可能性がある[6]．患者の特性に合わせた麻酔導入体位を日頃から考慮しておくことも重要な環境整備といえる．

なお，麻酔科医1人で麻酔導入する機会の多い施設では，介助者が用手的気道確保(≒患者足側からの両手でのマスク保持)を施行できるような教育・啓蒙も必要となる．麻酔科医がマスク換気困難以外の気道確保困難に遭遇した場合，その間，介助者が用手的気道確保を施行し，人工呼吸器を作動させてマスク換気が遂行されれば，麻酔科医の両手は自由となり，他の準備ができる．

Ⅲ．声門上器具使用を最適化するための環境整備

術前に声門上器具使用困難を予測した場合，声門上器具を使用しない気道確保計画を優先すべき，となるが，そ

れを具体的に予測する因子について，統計学的に明確な閾値をもって確立されたものは少ない．

RamachandranらはLMA Uniqueの使用困難因子を，手術台の回転，男性，歯牙状態不良，肥満としている[7]．

このグループによる同様の研究[8]では，小児におけるLMA UniqueならびにClassicでの使用困難因子として，耳鼻咽喉科手術，非外来患者，長い手術時間，先天性または後天性気道解剖異常，患者を動かすこと，が指摘されている．

一方，i-gelについてはTheilerらが，男性，高齢，歯牙状態不良，下顎前突不十分を，換気失敗因子としてあげている[9]．

声門上器具は，通常の麻酔維持における気道確保器具として以外にも，マスク換気困難かつ気管挿管が1回で施行できなかった場合の救助的換気器具として使用される[2]．かかる状態では遅滞なく声門上器具による換気を確立することが要求される．したがって，各手術室および各麻酔器周辺に声門上器具を配備しておくことは有用と思われる．

それぞれの声門上器具にそれぞれの特徴があり，どれを採用すべきか，一般論として述べることは困難である．日頃から使用に慣れている（自分の得意な）声門上器具を持つことが重要で

あろう．

NAP4では，chapter 11 "Supraglottic Airway Devices"で，すべての病院で日常的にも緊急時にも第二世代声門上器具※が使用可能であることが推薦されている[4]．

※第二世代声門上器具

LMAスプリーム・プロシール，i-gel，ラリンジアルチューブサクション，Air-Q Blockerなどの総称．咽頭密閉性・食道密閉性に優れ，食道最上部に位置するドレーンチューブを備える．より高い気道内圧で換気可能であり，また，胃内容逆流・誤嚥を予防できると期待される．

ただし，通常の使用で慣れているからといって，過信は禁物である．そもそも声門上器具は正常な気道解剖に基づいて設計されているため，気道病変を有する患者でマスク換気困難かつ気管挿管困難に遭遇した場合にも同様に適応できるかどうかは不明である[8),10)]．

また，声門上器具使用困難の予測因子がマスク換気困難の予測因子と共通しているところも多い点には注意が必要である[11]．

IV. 気管挿管を最適化するための環境整備

術前に特定の手段による気管挿管困難が予想された場合，理論的には，その手段以外の方法で気管挿管をする

か，あるいは，気管挿管を必要としない麻酔方法を採用することが最善である．

したがって，この場合の環境整備とは，第一に，気管挿管以外の気道確保による麻酔管理方法に習熟しておくこと，となる．例えば，日頃から声門上器具による気道確保での麻酔管理に慣れておくこと，時には自発呼吸下にマスク麻酔での麻酔管理も採用すること，などだろうか．もちろん，区域麻酔単独で管理ができればそれに越したことはない．

第二に，いくつかの挿管器具の扱いに習熟しておくこと，であろう．一つの挿管器具で挿管不可能でも，他の器具を用いると容易に挿管可能であったという報告[12),13)]も散見される．

では，いったいどの挿管器具に習熟しておくべきか？

挿管器具に求められる条件としては，

1. 少ない回数，短い時間で挿管できる
2. わずかな血行動態変動で挿管できる
3. 気道損傷をきたしにくい

があげられている[14)]．

それに加え，経済的側面，習熟曲線，確実性などを考慮して，各自の環境で最適と思われるものを準備し日頃から使用に慣れておくべきだろう．

複数の挿管器具を比較した研究も多くあるが，必ずしも評価は定まっていないように思われる．エアウェイスコープとマッキントッシュ型喉頭鏡との比較を例にとっても，相反する結論が存在する[12),15)]．患者背景の違いが一つの原因ではあるが，施行者要因も軽視はできない．

比較研究を本当に意義あるものにするためには，施行者がどちらの挿管器具にも等しく熟練していることが必須事項[16)]とされるものの，新しい器具については，その正しい使用方法が確立されていない，あるいは十分に知られていないまま使用されている可能性もある．

例えば，エアウェイスコープでは装着した気管チューブ先端はスコープ窓（イントロック先端ではないことに注意）よりも手前に格納しておくことが勧められている[17)]．もちろん，取扱説明書にもその旨記載があるのだが，必ずしもそれが徹底されていないように思われる．

チューブがスコープ窓より先進していると当然その部分の厚みが増すため，喉頭蓋下にイントロック先端を滑りこませることが時に困難になる可能性があるのみならず，咽頭後壁を損傷する可能性も上昇するのではないかと危惧される．

V. 外科的気道確保を最適化するための環境整備

　筆者は今までほとんど手術室内での麻酔業務を行ってきたので，幸か不幸か，外科的気道確保の経験はない．

　一般的には「麻酔科」医が，手術室で，「外科」的気道確保を自身で施行する機会は少なかったのではないだろうか．NAP4でも麻酔科医が施行した外科的気道確保は成功率が低かったと報告されている[4]．それによると，外科的気道確保が施行された58例（約5万例に1例）のうち，33例は外科医，25例は麻酔科医によるものだったが，麻酔科医が施行した25例のうち成功したのは9例だけであったという．

　したがって，この場合の環境整備とは，外科的気道確保器具を配備するだけでは不十分なことは自明である．各自が外科的気道確保を施行する機会を増やし，可能な限り習熟しておくことが必須である．

　マネキンでのいわゆるoff the jobトレーニングでも効果的という考え[18]もある一方で，マネキンでの気道管理に関する研究全般について疑問視する向きもある[19]．

　豚の輪状甲状膜穿刺を経験できる講習会も行われているので可能なら利用したいところではあるが，人間と豚とマネキンの差異が解消されるわけではない．何よりも，実際の人間に一度もしたことがないようでは心もとない．

　理想は，将来的に手術室専従となる麻酔科医であっても，研修の初期段階から救急・集中治療領域に参加し，適切な指導者のもとで外科的気道確保の経験を積んでおくことが今後は要求されるのではないか．

VI. 体外循環による酸素化を最適化するための環境整備

　声門より遠位（より厳密には気道確保器具の遠位端よりも遠位）に病変が存在し，なおかつそれが手術対象であるような場合，たとえ気管切開を施行しても気道確保が不可能となる可能性もある．その場合，肺胞換気に依存しない酸素化手段として体外循環が必要となる可能性も否定できない．

　したがって，手術室で速やかに体外循環が使用できない施設ではそのような患者や術式に麻酔を施行するべきではない，と考えられる．

おわりに

　本稿では，安全な気道確保のための環境整備について，手術室での麻酔導入時に焦点を当て，筆者の私見を述べた．少しでも読者のお役に立ち，患者予後改善に貢献できれば幸いである．

参考文献

1) Hung O, Murphy M：Context-sensitive airway management. Anesth Analg 110：982-983, 2010
2) Apfelbaum JL, Hagberg CA, Caplan RA, et al.：Practice guidelines for management of the difficult airway：an updated report by the American Society of Anesthesiologists Task Force on Management of the Difficult Airway. Anesthesiology 118：251-270, 2013
3) Perlas A, Chan VW, Lupu CM, et al.：Ultrasound assessment of gastric content and volume. Anesthesiology 111：82-89, 2009
4) 4th National Audit Project(NAP4)of the Royal College of Anaesthetists and the Difficult Airway Society：Major complications of airway management in the United Kingdom.（http://www.rcoa.ac.uk/nap4）
5) El-Orbany M, Woehlck HJ：Difficult mask ventilation. Anesth Analg 109：1870-1880, 2009
6) El-Orbany M, Woehlck H, Salem MR：Head and neck position for direct laryngoscopy. Anesth Analg 113：103-109, 2011
7) Ramachandran SK, Mathis MR, Tremper KK, et al.：Predictors and clinical outcomes from failed Laryngeal Mask Airway Unique™：a study of 15,795 patients. Anesthesiology 116：1217-1226, 2012
8) Mathis MR, Haydar B, Taylor EL, et al.：Failure of the Laryngeal Mask Airway Unique™ and Classic™ in the pediatric surgical patient：a study of clinical predictors and outcomes. Anesthesiology 119：1284-1295, 2013
9) Theiler L, Gutzmann M, Kleine-Brueggeney M, et al.：i-gel™ supraglottic airway in clinical practice：a prospective observational multicentre study. Br J Anaesth 109：990-995, 2012
10) Curtis R, Lomax S, Patel B：Use of sugammadex in a 'can't intubate, can't ventilate' situation. Br J Anaesth 108：612-614, 2012
11) Asai T：Complications with supraglottic airways：something to worry about or much ado about nothing? Anesthesiology 116：1183-1185, 2012
12) Asai T, Liu EH, Matsumoto S, et al.：Use of the Pentax-AWS in 293 patients with difficult airways. Anesthesiology 110：898-904, 2009
13) Hyuga S, Sekiguchi T, Ishida T, et al.：Successful tracheal intubation with the McGrath® MAC video laryngoscope after failure with the Pentax-AWS™ in a patient with cervical spine immobilization. Can J Anaesth 59：1154-1155, 2012
14) Asai T：Videolaryngoscopes：do they truly have roles in difficult airways? Anesthesiology 116：515-517, 2012
15) Abdallah R, Galway U, You J, et al.：A randomized comparison between the Pentax AWS video laryngoscope and the Macintosh laryngoscope in morbidly obese patients. Anesth Analg 113：1082-1087, 2011
16) Behringer EC, Kristensen MS：Evidence for benefit vs novelty in new intubation equipment. Anaesthesia 66(Suppl 2)：57-64, 2011
17) 小山淳一：エアウェイスコープの一般的使用法とその他の活用法. Anet 13：23-26, 2009
18) Wong DT, Prabhu AJ, Coloma M, et al.：What is the minimum training required for successful cricothyroidotomy?：a study in mannequins. Anesthesiology

98：349-353, 2003
19) Klock PA Jr：Airway simulators and mannequins：a case of high infidelity? Anesthesiology 116：1179-1180, 2012

2

DAM教育とインストラクター制度

和歌山県立医科大学医療安全推進部・麻酔科
水本一弘

> DAM(Difficult Airway Management：困難気道管理)の教育では，近年，シミュレーション・トレーニングが重要視されてきた．シミュレーション・トレーニングにより，技術の習得だけでなく，チーム医療に必須のノンテクニカル・スキルや危機管理能力を養うことが可能である．トレーニングの質管理には，指導者に対する認定制度（インストラクター制度）が必須である．

はじめに

　従来，臨床医に必要な技能は，もっぱら実際の診療行為を通じて習得，上達するものとされていた．気道確保の専門家である麻酔科医においても，より多くの麻酔症例を経験し，特に気道管理困難症例を経験する過程で気道管理能力を向上させてきた．「痛い目にあって学習する」というのは事実であるが，患者を危険にさらすことは許容されない．それに代わるものとして，近年，シミュレーション・トレーニングが導入され，発展してきた[1]．本稿では，Difficult Airway Management (DAM)教育に求められる要件を示し，現状について説明する．

I. シミュレーション・トレーニング

　1990年代以降，医療安全や患者の権利に対する意識が急速に高まった．それに追従し，医療における知識・技能の教育，習得は，on the job trainingからoff the job trainingへのパラダイムシフトが進行した．医療界に先んじて，鉄道，航空などの運輸業界では積極的に導入，活用している．例えば，航空機のパイロットは，定期的にフライトシミュレータでの訓練と技能審査を受けることを義務付けられている．訓練には，通常のフライト以外に悪天

候時や機器故障，火災など緊急事態への対応なども含まれる．医療界では1980年代にまず欧米で導入され，日本でも2000年以降に徐々に広まり，現在では全国で大学を中心にシミュレーションセンターやスキルスラボが開設，運営されている．

II．シミュレーション・トレーニングの目的

大きく分けて2つある．
1. 手技（技能）訓練
新しい気管挿管器具の使用方法など特定のテクニカル・スキル習得，上達を目的としたものである．比較的安価なタスクトレーナー（シミュレータ）と動画などの教材があれば，自己学習による実施も可能である．
2. チーム訓練（Crew Resource Management：CRM）
シミュレータでは，実際の患者では許容されない危機的状況や最悪の転帰を再現することができる．訓練生は自己の能力を超えた状況を体験することが可能となる．気道確保における危機的状況では，担当麻酔科医が単独で対応することはまれで，看護師，外科医，薬剤師や臨床工学技士など医療チームで対応する．そのため，状況認識，意思決定，リーダーシップやコミュニケーションなどのノンテクニカル・スキルが必須となる．航空業界で始まったチーム内安全管理訓練であるCRMでもこの点が強調されており，非常に重要である．

提示した症例に対して訓練生がチームで対応するシナリオ・トレーニングを通じて，DAMガイドラインをより深く理解し，それに基づいた気道確保戦略の構築方法や緊急事態への対応能力を習得，向上させることができる．

III．シミュレーション・トレーニングの課題

シミュレータが再現する状況は実際の現場とは異なる．また，訓練者は現実でないことを前提に行動するため，実際の対応との相関にばらつきが生じる．シミュレーション・トレーニングが実際に有害事象を減少させてアウトカムを改善するかどうかは今後の検討が必要である．

もう一つの課題は，費用と時間である．シミュレータはその機能に比例して高額となることが多い．さらに，操作，指導に従事するいわゆるインストラクターの確保には，費用と時間との両面で難渋する．Off the job trainingでは，教える側と学ぶ側の双方に時間的負担が発生する．航空をはじめ他の業種では，通常業務の一環として捉えているが，医療界ではその認識が乏しいため，個人の時間を費やすことになる．このことも，off the job training普

第5章 DAMの教育とインストラクター制度

及の障壁となっている．

IV. 代表的なDAM教育プログラム

DAMや気道管理に関するシミュレーション教育セミナーやワークショップは，研究会，施設や気道確保機材メーカー主催のものを含めると非常に数多く開催されている．ここでは，代表的なDAM教育プログラムをいくつか紹介する．

1. WISER (The Peter M. Winter Institute for Simulation Education and Research)

米国Pittsburgh大学にある大規模医学シミュレーション・トレーニングセンターである．麻酔科学・集中治療学講座教授であったDr. Peter M. Winterが1990年代に高機能患者シミュレータでの医学教育を始めた．2001年，その業績をたたえて，WISERと命名され，現在に至る．

現在，20名以上のスタッフを有し，200種類以上のトレーニングコースを開催している．DAMに関しては，Difficult Airway Management Anesthesiology Training Program CME (DAM ANES CME)をはじめとして，対象の職種，経験に応じて7種類のコースを提供している．

2. AMCA (Airway Management in Critical care medicine and Anesthesiology)

北里大学医学部麻酔科内に事務局を置く団体である．2004年12月に発足し「麻酔科医のための気道管理コース」を開催した．2005年には，コース名を「麻酔学および救急，集中治療学領域における気道管理の訓練コース」と改名，その後，ラリンジアルマスクコース，緊急外科的気道管理コースなども追加開催するようになる．医師，看護師など医療従事者向けに，「基本の気道管理コース」から「気道確保困難対策コース」まで種々のコースを年数回のペースで開催してきた．また，気道管理に関する教科書や書籍の出版も手がけている．

コースは，英国Difficult Airway Society (DAS)のガイドラインに基づいている．コース構成は，レクチャー（ガイドライン概略や手技・器具），スキルステーション（気管チューブイントロデューサー，声門上器具などの使用方法や侵襲的手技のトレーニング）およびシナリオステーション（臨床的シナリオでDASの予期せぬ気道確保困難ガイドラインをシミュレーション・トレーニングする）から成る．

3. JAMS DAM (日本医学シミュレーション学会 Japanese Association for Medical Simulation DAM世話人会)

NPO法人日本医学シミュレーション

学会DAM世話人会が運営・開催する教育プログラムである．前述のWISERにおいて麻酔科指導者対象DAMコースを受講した麻酔科医から成るDAM世話人会が，2004年5月，日本麻酔科学会第51回学術集会で米国麻酔科学会DAMアルゴリズムに基づく「第1回DAM実践セミナー」をワークショップとして開催した．DAM世話人会は2005年の日本医学シミュレーション学会発足に伴いその分科会となったが，セミナー開催を通じて，気道管理の質・安全性向上に貢献してきた．当初は，WISERでDAMコースを受講した全国の麻酔科医22名がインストラクターとして活動したが，その後，独自でインストラクター養成・認定制度を導入した．

コースは，受講生を全国公募する「DAM実践セミナー」と，施設や地域で受講生を限定し開催する「ミニDAM実践セミナー」がある．両者間でコース内容に差違はないが，前者は，日本麻酔科学会に教育コースとして認定されており，コース修了者には日本麻酔科学会専門医申請・更新時に有効となる研究会・講演会への参加単位2単位が付与される．これ以外に，DAMインストラクター養成コースも不定期に開催している．

セミナーは，米国麻酔科学会DAMアルゴリズムに基づく気道管理戦略構

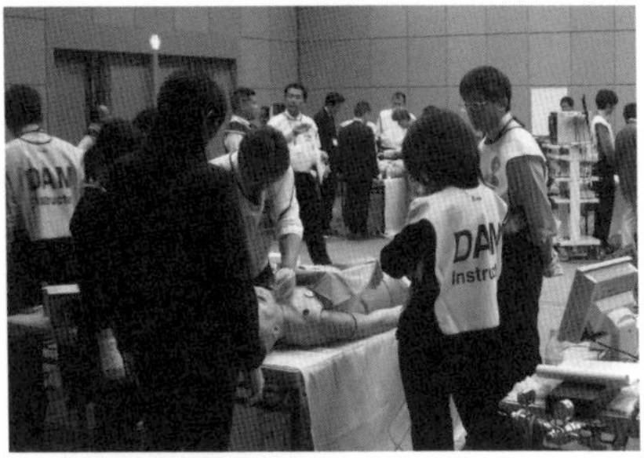

図1　DAM実践セミナー

築に必要な知識の習得，シミュレータを用いてDAMに必要な手技を修得するハンズオン・トレーニングおよび高機能患者シミュレータで再現した気道管理困難症例にチームで対応するシナリオ・トレーニングの3部構成である．シナリオ・トレーニングは，安全な医療に必須のノンテクニカル・スキル習練の機会としても有用である．

2014年3月末現在で，「DAM実践セミナー」は全国各地で計64回開催され，麻酔科医を中心に800名以上の医療者が受講している．日本臨床麻酔学会学術集会では，2005年の第25回大会以降ほぼ毎回JAMS共催セミナーとして「DAM実践セミナー」を開催している（図1）．

V．インストラクター制度

DAM教育プログラムに基づくセミナー，ワークショップは，テキストや運営マニュアルに従って運営されるが，

第5章 DAMの教育とインストラクター制度

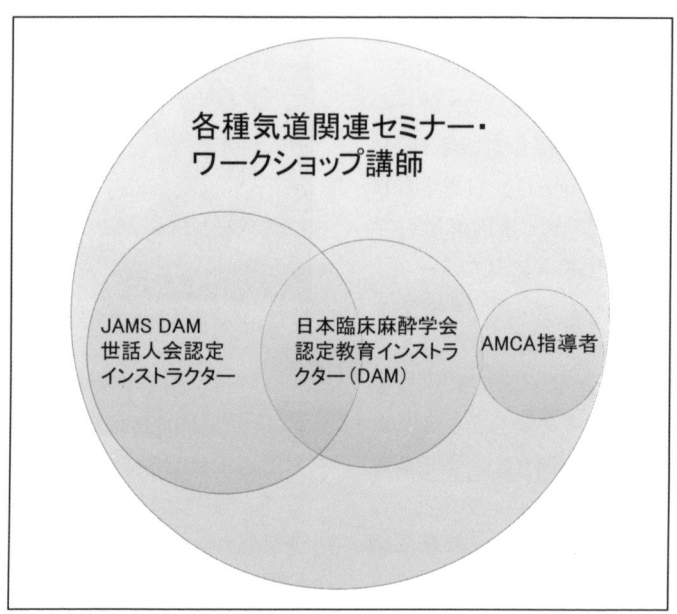

図2 気道関連セミナー指導者分布図

全国展開し，同時にコース内容の質を保証するためには，指導者に対する事前教育や資格認定制度が必要である．茶道，華道などの習い事や全国展開の学習塾がこの代表である．医療界での代表的な成功事例としては，米国心臓協会（American Heart Association：AHA）による心肺蘇生法講習会がある．

本邦でのDAM教育に関しては，現在，次にあげる2つのインストラクター認定制度がある．

1. JAMS認定DAMインストラクター

JAMS DAM世話人会では，当初，米国WISERでのDAMコース受講を指導資格（インストラクター資格）としていたが，DAMセミナー開催のすそ野を広げるために，2006年10月，セミナーの開催，指導にあたる認定DAMインストラクター制度を導入した．認定期間は5年で，更新には一定の活動歴が必要となる．これまでに，80名以上が認定されている．

2. 日本臨床麻酔学会教育インストラクター（DAM）

2014年度より教育インストラクター（DAM）および教育インストラクター（神経ブロック）の認定が始まった．

審査は日本臨床麻酔学会臨床麻酔教育委員会の規程に基づいて実施される．DAMについては初回認定者20名であった．
※インストラクター規定等に関しては，それぞれのHPを参照のこと．

　上記2つのインストラクター制度は今後も併存する予定である．現時点では，気道関連のセミナー講師の大半は，上記のインストラクター制度とは無関係であるが(図2)，今後，すべての麻酔科医にとって有益な情報がインストラクター制度を通じて発信，共有されることが重要である．

おわりに

　本邦でDAMに関するシミュレーション教育が本格的に導入されて10年が経過した．今後，有効性の検証やインストラクター制度を含めシミュレーション・トレーニングのハード面ならびにソフト面の改善など取り組むべき課題は多い．

参考文献

1) Binstadt ES, Walls RM, White BA, et al.: A comprehensive medical simulation education curriculum for emergency medicine residents. Ann Emerg Med 49：495-504, 2007

索　引

あ行

圧制御換気　68
圧 - 量曲線　73
アルゴリズム　31，35，40
医療安全対策　60
インストラクター　153，154
エアウェイスコープ　23，24，146
エアトラッピング　72

か行

カナダ気道管理フォーカスグループ
　　（CAFG）　30
ガム・エラスティックブジー　41
換気不能・挿管不能　32
間接視認型ビデオ喉頭鏡　32
気管支ファイバースコープ（FOB）
　　10〜16，64，101〜110，119
気管切開　133，147
気管チューブイントロデューサ　64，131
気道抵抗　11，69
気道内圧曲線　68
機能的残気量　57，122，123
吸気ポーズ　69
吸入麻酔薬　78
緊急輪状甲状膜切開の禁忌　123
経気管酸素送気　125
経気管的ジェット換気　58，125
経口エアウェイ　87，116
経鼻エアウェイ　88，117
経皮的気管切開術　136
外科的気管切開術　135

外科的気道確保　115，121，133，147
外科的直接切開法　130
甲状オトガイ間距離　15，143
喉頭蓋囊腫　15
喉頭鏡使用困難　54
喉頭痙攣　12，61
喉頭浮腫　12
誤嚥のリスク評価　57
呼吸器系抵抗　68
困難気道管理（に関する診療）ガイドライン
　　18，19，24，30，52，98，142
コンプライアンス　70，90

さ行

再挿管　83
酸素化不能　35
酸素消費量　57，122
シナリオトレーニング　41，153
シミュレーショントレーニング　60，150，
　　152
状況モニター　47
静肺コンプライアンス　71
静脈麻酔薬　61，63，79
人工呼吸下経鼻ファイバー挿管　16
深麻酔下での抜管　82
声門上エアウェイ　32，115，118
声門上器具　118，144
声門上気道器具換気困難　18，53，54
舌扁桃肥大　15，16，143
セルジンガー法　125，133
前酸素化　41

た行

チームSTEPPS　42
チューブの進行困難　107
直視型(ビデオ)喉頭鏡　32, 94
テクニカル・スキル　151
デブリーフィング　45
動肺コンプライアンス　71

な行

内因性PEEP　72
二人法　61, 115, 124
ノンテクニカル・スキル　40, 150, 153

は行

抜管ガイドライン　34
ハドル　45
ビデオ喉頭鏡　32, 64, 94〜98
ファイバー(スコープガイド下気管)挿管　102, 103〜108, 144
ブリーフィング　45
ペンシルテスト　55

ま行

マスク換気　53, 61, 85〜92, 143
マスク換気困難　53, 61, 143
マッキントッシュ型喉頭鏡　20, 41, 146
無呼吸許容時間　122
無呼吸耐性時間　57
メンタルモデルの共有　47

ら行

ラリンジアルマスク　15, 117
リーダーシップ　25, 42, 46
流量曲線　72

流量–量曲線　72
量制御換気　68
輪状甲状膜穿刺　121〜132, 134, 147
輪状甲状膜穿刺困難　55, 56
レールローディング　41

A

Airway Approach Algorithm(AAA)　30, 57
auto PEEP　72

B

bag valve mask(BVM)　60, 90
BURP　41

C

Canadian Airway Focus Goup(CAFG)　30, 40
cannot intubate, cannot oxygenate (CICO)　35, 121
can't ventilate, can't intubate(CVCI)　32, 121
Cdyn　71
Cormack分類　21, 41, 43, 44
Crew Resource Management(CRM)　151
Cst　71

D

Difficult Airway Society(DAS)　30, 40
Double setup airway intervention　58
dynamic compliance　71

E

EC法　86
evaluate 3-3-2　55

G

Goldenhar症候群　15

L

laryngeal mask airway(LMA)　32
L-E-M-O-N法　55
lower inflection point　74

M

MAC awake　78
Mallampati分類　20, 55
M-O-A-N-S法　53

N

Nasopharyngeal airway(NPA)　88

O

Oropharingeal airway(OPA)　88

P

pressure control ventilation(PCV)　68

R

ramp positon　144
R-O-D-S法　53

S

SGA換気困難　53, 54
S-H-O-R-T法　55
sniffing position　13, 20, 41, 61

static compliance　71
supraglottic airway(SGA)　32

T

train-of-four(TOF)ratio　79
Treacher Collins症候群　15
triple airway maneuver(TAW)
　　61〜63, 86

U

upper inflection point　74
Upper Lip Bite Test(ULBT)　55

V

ventilated fiberoptic nasal intubation
　　(VFNI)　16
volume control ventilation(VCV)　68

臨床麻酔実践シリーズ7
麻酔科医に必要な
気道確保のポイントと教育

2014年10月15日　第1刷発行
編　集　日本臨床麻酔学会
　　　　　坂本篤裕・村川雅洋
発行者　田中基博
発行所　株式会社ライフメディコム
　　　　〒111-0054　東京都台東区鳥越2丁目13番8号
　　　　TEL 03-5809-1933(代)

・本書の内容を無断で複写・複製することを禁じます．
・定価はカバーに記載されています．

印刷・製本　竹田印刷株式会社
Printed in Japan ©2014 ISBN978-4-89813-240-1